新 DS NOW
Digestive Surgery
①

上部消化管癌に対する標準手術

手技習得へのナビゲート

◆担当編集委員
白石憲男
大分大学医学部
総合外科・地域連携学講座 教授

◆編集委員
主幹 **白石憲男**
大分大学医学部
総合外科・地域連携学講座 教授

北川裕久
倉敷中央病院外科 部長

新田浩幸
岩手医科大学医学部
外科学講座 准教授

山口茂樹
埼玉医科大学国際医療センター
消化器外科 教授

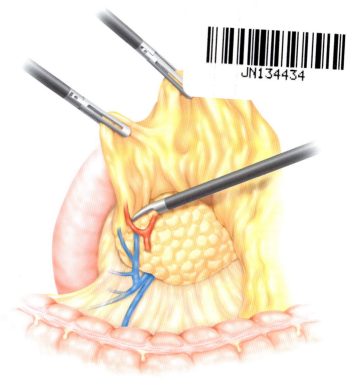

MEDICAL VIEW

本書では，厳密な指示・副作用・投薬スケジュール等について記載されていますが，これらは変更される可能性があります．本書で言及されている薬品については，製品に添付されている製造者による情報を十分にご参照ください．

DS NOW Updated No.1
Standard surgical techniques for upper gastrointestinal cancer
(ISBN 978-4-7583-1650-7 C3347)

Editor：Norio Shiraishi

2019．4.1　1st ed

©MEDICAL VIEW, 2019
Printed and Bound in Japan

Medical View Co., Ltd.
2-30 Ichigayahonmuracho, Shinjyukuku, Tokyo, 162-0845, Japan
E-mail　ed @ medicalview.co.jp

刊行にあたって

　これまでに消化器外科手術に関する成書が数多く発刊されている。なかでも，既刊のDS NOWシリーズは多くの若き外科医に利用され，大変高い評価を得てきた。その理由の一つは，カラーイラストを豊富に掲載し，ダイナミックに，そしてビジュアルに手術の流れを提示することにより，手術のシミュレーションが容易にでき，手技の習得の助けになるものであったからだと思われる。

　近年，消化器外科手術も大きく進化している。手術チーム全員が共通のモニターで術野を観察できる腹腔鏡手術，エネルギー機器による組織凝固や切離操作，自動縫合器を用いた縫合や吻合など，手術手技が大きく変貌してきた。一方，外科専門医や消化器外科専門医の制度改革により，若き外科医の手術経験数が要求されている。手術手技の習得においても，臨床現場のみならず，大動物やcadaverを用いたトレーニングも行われており，手術手技習得のための教育の在り方も変わろうとしている。

　外科領域において，このような時代の変化に対応した新しいタイプの手術書が求められている。すなわち，手術手技の習得に際し，手術のシミュレーションとともに手術操作を科学的に理解し実践する能力を養う手術書である。そこで，新DS NOWシリーズは，これらのニーズに応えた新しい手術書となるよう，次のような方針で本書を企画した。

1．読者の対象は研修医〜サブスペシャリティ取得前の外科医，ならびにその指導医とし，若き外科医が習得すべき術式を取り上げる。
2．一連の手術操作のなかで，若き外科医が判断に悩み，操作に困るステップに焦点を当て，疑問点や手技上のコツについて解説する。その際，読者の理解を深めるように解剖学的・組織学的な裏付けや機器の特性とその使用法についてアセスメントする。
3．実際の手術操作をイメージしやすくするため，イラストを多用し，さらに理解しにくい操作には2〜3分の動画を掲載する。

　このように，本書は模範的な手術手技を目で見て頭で考え，効率良く手技を習得していただくために編集した手術書である。本書を読みながら，今までの手術書以上に，自分自身が執刀しているような，そして後輩に指導しているような臨場感を感じていただけるものと期待している。「手術手技習得のための身近なガイドブック」として皆様にご活用いただければ，編集委員一同，望外の喜びである。

2019年3月

白石憲男
北川裕久
新田浩幸
山口茂樹

序　文

　この度，新DS NOWシリーズの第1巻「上部消化管癌に対する標準手術 —手技習得へのナビゲート—」を発刊することとなりました。多くの手術書が出版されているなか，若き外科医向けの新しいタイプの手術手技ガイドを出版したいという編集委員の意向と，出版社のご厚意により実現いたしました。本書は「上部消化管癌に対する標準手術」についてエキスパートの先生方に解説いただいた実践的な教育書です。

　近年，内視鏡外科手術の普及は著しく，「上部消化管癌に対する外科治療」においても従来の開胸・開腹手術とともに内視鏡外科手術が標準手術の一つとなっています。そのため，本書では，食道癌や胃癌に対する代表的な従来の手術とともに内視鏡外科手術も対象としました。

　このように手術のアプローチ法が著しく変化しても，癌治療における外科手術の役割は変わるものではありません。癌治療における外科手術の役割は，癌組織の局所からの完全排除であり，集学的治療のなかで重要な役割を担っています。集学的治療の実践のためには術後早期の追加治療が必要であり，今まで以上に外科手術の安全性と低侵襲性が求められています。新しい手術書である本書では，これまでの手術書に求められてきた上部消化管癌に対する手術のイメージや手順のみならず，安全性や低侵襲性の向上につながる手術手技について科学的に解説していただくことをモットーとしています。

　専門医制度改革により，外科専門医や消化器外科専門医の受験資格として，数多くの執刀経験が求められています。一方，近年，外科手術の教育体制も大きく変化しています。内視鏡外科手術では術者が観察している術野を学習者も常時，観察することができます。さらに，アニマルラボやcadaverを用いたシミュレーション教育を受ける機会にも恵まれています。このように外科手術の教育体制は充実してきました。しかしながら，多くの若き外科医たちは悩んでいるように思います。ある内視鏡外科関連の学会でのことです。エキスパートの手術動画を見た若き外科医が「あんなに上手く操作できないよ。どうすればいいのかわからない」と呟いていました。手術環境や教育環境が大きく変化しているなか，学習者である若き外科医たちのニーズも変化しているように思います。エキスパートの手技を真似るという学習法から，解剖や組織学などの理論に基づいた手技の教育が望まれるようになっています。本書では，上部消化管癌に対する外科手術において，「そこから剥離を開始する理由は何か」「剥離可能層の判断をどのように行うか」「そこまでで剥離をとどめておく理由は何か」「それをランドマークと考える理由は何か」「なぜ，そのような手技は危険なのか」などについて，著者の先生方にイラストとアセスメントにより丁寧に解説していただきました。また，さらに深く理解していただくためにポイントとなる手術手技の動画も付けていただきました。

　このように，新DS NOWシリーズ 第1巻は，「上部消化管癌に対する標準手術」の手術手技の習得を希望している若き外科医のニーズに応えるものです。若き外科医の先生方の外科手術手技のガイドとして，また，ご指導いただく先生方の指導ガイドとしてお役に立つ新しいタイプの書物であると確信しています。最後にお忙しいなか，編集委員の意図をご理解いただき，ご執筆いただいた先生方，ならびに出版社の皆様に心から御礼申し上げます。

2019年3月

白石憲男

目　次

上部消化管癌に対する標準手術
―手技習得へのナビゲート―

食道

開胸下食道癌根治術 ……………………………………………… 内門　泰斗 ほか　　2

胸腔鏡下食道癌根治術 …………………………………………… 峯　　真司 ほか　　24

胃

開腹下幽門側胃切除術 …………………………………………… 森田　信司　　44

開腹下胃全摘術 …………………………………………………… 川島　吉之 ほか　　74

腹腔鏡下幽門側胃切除術 ………………………………………… 稲木　紀幸　　96

腹腔鏡下噴門側胃切除術 ………………………………………… 西﨑　正彦　　118

腹腔鏡下胃全摘術 ………………………………………………… 桜本　信一　　136

食道胃接合部癌に対する内視鏡外科手術 ……………………… 竹内　裕也 ほか　　162

執筆者一覧

- **担当編集委員** 　白石　憲男　大分大学医学部総合外科・地域連携学講座 教授

- **編集協力** 　二宮　繁生　臼杵市医師会立コスモス病院 第二外科部長

- **執筆者**（掲載順）
  - 内門　泰斗　鹿児島大学大学院腫瘍学講座消化器・乳腺甲状腺外科学 特例准教授
  - 夏越　祥次　鹿児島大学大学院腫瘍学講座消化器・乳腺甲状腺外科学 教授
  - 峯　　真司　がん研有明病院消化器センター食道外科 副部長
  - 渡邊　雅之　がん研有明病院消化器センター食道外科 部長
  - 今村　　裕　がん研有明病院消化器センター食道外科 副医長
  - 岡村　明彦　がん研有明病院消化器センター食道外科
  - 森田　信司　国立がん研究センター中央病院胃外科 病棟医長
  - 川島　吉之　埼玉県立がんセンター消化器外科 部長
  - 江原　一尚　埼玉県立がんセンター消化器外科 副部長
  - 稲木　紀幸　順天堂大学医学部附属浦安病院消化器・一般外科 先任准教授
  - 西﨑　正彦　岡山大学大学院医歯薬学総合研究科消化器外科学 講師
  - 桜本　信一　埼玉医科大学国際医療センター上部消化管外科 教授
  - 竹内　裕也　浜松医科大学医学部医学科外科学第二講座 教授
  - 平松　良浩　浜松医科大学医学部医学科周術期等生活機能支援学講座 特任准教授
  - 神谷　欣志　浜松医科大学医学部医学科外科学第二講座 講師
  - 菊池　寛利　浜松医科大学医学部医学科外科学第二講座 講師

Web 動画目次 (本文中の 🎥 は動画のマークです。)

項目		動画タイトル	動画の長さ	掲載ページ
開胸下食道癌根治術	動画1	No.106 recRの郭清	2:33	p.9
	動画2	No.106 recLの郭清	2:49	p.11
	動画3	No.107の郭清	2:21	p.14
	動画4	No.104 Rの郭清	2:19	p.18
胸腔鏡下食道癌根治術	動画1	No.112 Aoの郭清	4:02	p.29
	動画2	No.109R〜No.107の郭清	3:57	p.32
	動画3	食道背側の剥離	3:48	p.34
	動画4	No.106 recRの郭清	4:10	p.37
	動画5	No.106 recLの郭清	4:26	p.40
開腹下幽門側胃切除術	動画1	No.6の郭清	3:05	p.56
	動画2	No.5の郭清	3:03	p.59
	動画3	膵上縁の郭清	3:04	p.62
開腹下胃全摘術	動画1	脾下極の処理	2:37	p.78
	動画2	膵上縁の郭清(通常症例)	2:25	p.81
	動画3	食道周囲の処理(前半)	2:53	p.84
	動画4	吻合再建	2:57	p.85
	動画5	膵・脾脱転	2:50	p.88
	動画6	膵背側の郭清	3:27	p.88
	動画7	食道周囲の処理(後半)	2:53	p.91
腹腔鏡下幽門側胃切除術	動画1	大網切離と横行結腸のテイクダウン	2:30	p.101
	動画2	No.6の郭清	1:20	p.103
	動画3	横隔膜脚前面の剥離	0:27	p.106
	動画4	No.8aの郭清と右胃動脈根部切離	0:53	p.109
	動画5	左胃動静脈の露出・処理	2:00	p.112
	動画6	体腔内残胃空腸吻合	1:29	p.114
	動画7	脾静脈出血難渋例	3:08	p.115
	動画8	膵下縁の圧排	1:15	p.117
腹腔鏡下噴門側胃切除術	動画1	左胃大網動静脈の処理	3:08	p.123
	動画2	短胃動静脈の処理	2:24	p.125
	動画3	小網の開窓・No.3aの郭清	3:56	p.127
	動画4	No.8aの郭清	3:21	p.129
	動画5	No.11pの郭清	2:34	p.131
	動画6	食道残胃吻合(観音開き法)	2:56	p.133
腹腔鏡下胃全摘術	動画1	胃脾間膜の処理	2:07	p.141
	動画2	横行結腸のテイクダウン	3:11	p.144
	動画3	No.6の郭清	2:40	p.144
	動画4	膵上縁リンパ節郭清	3:08	p.148
	動画5	膵・脾脱転	2:29	p.151
	動画6	経口アンビルによる食道空腸吻合	3:00	p.154
食道胃接合部癌に対する内視鏡外科手術	動画1	経裂孔的下縦隔リンパ節郭清	3:10	p.168
	動画2	ダブルトラクト法再建	5:58	p.174

動画視聴方法

本書の内容に関連した動画をメジカルビュー社のホームページでストリーミング配信しております。解説と関連する動画のある箇所にはQRコードを表示しています。

下記の手順でご利用ください（下記はPCで表示した場合の画面です。スマートフォンで見た場合の画面とは異なります）。

＊動画配信は本書刊行から一定期間経過後に終了いたしますので，あらかじめご了承ください。

1 動画配信ページにアクセスします。
http://www.medicalview.co.jp/movies/

スマートフォンやタブレット端末では，QRコードから左記❸のパスワード入力画面にアクセス可能です。その際はQRコードリーダーのブラウザではなく，SafariやChrome，標準ブラウザでご覧ください。

2 表示されたページにある本書タイトルをクリックします。次のページで，本書タイトル付近にある「動画視聴ページへ」ボタンを押します。

新DS NOW No.1
上部消化管癌に対する標準手術
手技習得へのナビゲート
2019年3月29日刊行

サンプル動画はこちら　　この書籍の紹介・ご購入はこちら

3 パスワード入力画面が表示されますので，利用規約にご同意のうえ，右のスクラッチをコインなどで削り，記載されているパスワードを半角数字で入力します。

4 本書の動画視聴ページが表示されます。視聴したい動画のサムネールをクリックすると動画が再生されます。

動作環境

下記は2019年3月1日時点での動作環境で，予告なく変更となる場合がございます。

- **Windows**
  OS：Windows 10/8.1/7（JavaScriptが動作すること）
  Flash Player：最新バージョン
  ブラウザ：Internet Explorer 11
  　　　　　Chrome・Firefox最新バージョン
- **Macintosh**
  OS：10.14 〜 10.8（JavaScriptが動作すること）
  Flash Player：最新バージョン
  ブラウザ：Safari・Chrome・Firefox最新バージョン
- **スマートフォン，タブレット端末**
  2019年3月1日時点で最新のiOS端末では動作確認済みです。Android端末の場合，端末の種類やブラウザアプリによっては正常に視聴できない場合があります。
  動画を見る際にはインターネットへの接続が必要となります。パソコンをご利用の場合は，2.0Mbps以上のインターネット接続環境をお勧めいたします。また，スマートフォン，タブレット端末をご利用の場合は，パケット通信定額サービス，LTE・Wi-Fi などの高速通信サービスのご利用をお勧めいたします（通信料はお客様のご負担となります）。
  QR コードは（株）デンソーウェーブの登録商標です。

本Web動画の利用は，本書1冊について個人購入者1名に許諾されます。購入者以外の方の利用はできません。また，図書館・図書室などの複数の方の利用を前提とする場合には，本Web動画の利用はできません。

昭和大スタッフ直伝！
「低侵襲」で「合併症の少ない」食道癌の鏡視下手術・管理とは？

胸腔鏡・腹腔鏡併用 食道癌根治手術

手術から周術期管理まで

編集 昭和大学消化器・一般外科学教室

「低侵襲」「合併症ゼロ」にこだわって20年。
800例の経験から築き上げたノウハウを伝授！

昭和大学消化器・一般外科学教室で約20年間，800例の臨床経験から築き上げた手術手技・周術期管理のノウハウを，豊富な術中写真・シェーマとともに余すことなく伝授する。また，安全な手術の施行・術後管理の徹底には不可欠な「チーム医療」も念頭に置き，術者や助手，麻酔科医，看護師の役割についても解説。手技全体の流れを押さえながらポイント・コツ・注意点が把握できるわかりやすい構成で，「低侵襲」にこだわりぬいた工夫や考え方が満載の1冊。

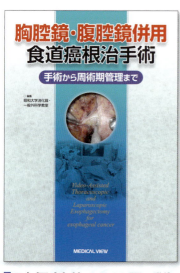

定価（本体 8,000円+税）
A4判・136頁・オールカラー
写真150点，イラスト10点
ISBN978-4-7583-1524-1

術前管理から実際の手技，術後管理，若手教育に至るまで，手術全体の流れとともに詳述。

目次

- Ⅰ．胸腔鏡・腹腔鏡手術の特徴と注意点
- Ⅱ．術前管理（準備）
- Ⅲ．手術・手技の実際
  - 使用機器
  - 手術室準備
  - 周辺機器の準備
  - 麻酔
  - 器械出しの注意点
  - 胸部操作
  - 腹部手術
  - 再建術
- Ⅳ．術中・術後管理
  - 術中管理
  - ICU管理
  - HCU管理
  - 病棟における管理
- Ⅴ．外来における管理
- Ⅵ．教育体制

※ご注文，お問い合わせは最寄りの医書取扱店または直接弊社営業部まで。

メジカルビュー社
〒162-0845 東京都新宿区市谷本村町2番30号
TEL.03(5228)2050　E-mail（営業部）eigyo@medicalview.co.jp
FAX.03(5228)2059　http://www.medicalview.co.jp

スマートフォンで書籍の内容紹介や目次がご覧いただけます。

食道

- 開胸下食道癌根治術
- 胸腔鏡下食道癌根治術

開胸下食道癌根治術

内門泰斗，夏越祥次　鹿児島大学大学院腫瘍学講座消化器・乳腺甲状腺外科学

⚠ 手術手技マスターのポイント

1. 食道癌の胸部操作において，No.106recRL の郭清手技をマスターする。反回神経周囲リンパ節は，転移頻度が高く，不要な操作により麻痺をきたし，術後経過に多大な影響を及ぼす。
2. 再建臓器には胃管を利用するため，腹部リンパ節の郭清とともに胃周囲の処理を行う。術後縫合不全をきたさないためにも長い胃管作成と，温存する血管の損傷に注意が必要である。
3. 両側頸部郭清には，郭清ラインを誤らないよう気を付ける。内頸動静脈や頸横動脈など解剖を把握し，損傷を予防する。

I 手術を始める前に

1. 手術の適応（臨床判断）

(1) 適応となる場合

- 内視鏡的治療の絶対的適応例や遠隔臓器転移を認める M1 あるいは T4b，N4 を除いた症例が標準的根治術（右開胸開腹食道亜全摘術）の対象となる。肺や胸管といった合併切除可能な臓器へ浸潤している病変である T4a や，化学療法あるいは化学放射線療法による術前治療が奏効し down staging が可能であった症例は，標準的根治術の適応となる。

(2) 適応としない場合

- 内視鏡的治療の絶対的適応例や，切除可能病変であっても手術の同意を得られない場合，遠隔転移を認める M1，大動脈，気管・気管支などへの浸潤を認める T4b，N4 症例は，適応としない。

2. 手術時の体位と機器（図1, 2）

- 開胸下の胸部操作の際には，左側臥位とする。
- 陰圧式固定具（マジック・ベッド）と手術台への固定器具を併用して，体幹の固定を行う。
- 側臥位の際には，左側の圧迫によるうっ血などの末梢循環障害や神経障害を予防するため，腋窩枕を挿入する。さらに腋窩枕の挿入による開胸創の伸展により，より良い術野の確保も可能となる。
- 右上肢は，頭側やや腹側に投げ出すような位置で固定するが，術前に疼痛がないかなど，無理のない可動域を確認しておく必要がある。
- 腹部・頸部操作の際には，仰臥位とする。
- 腹部・頸部同時に操作するため，両上肢は，体幹に沿わせ，巻き込んで固定する。上肢を巻き込む際には，末梢ルートの血管外漏出や観血的動脈圧モニターの屈曲等に注意が必要である。

- 頸部操作の術野確保のため，頭部後屈による頸部伸展を行えるよう肩枕を挿入する。頸椎疾患による後屈制限がないかを術前に確認しておく必要がある。

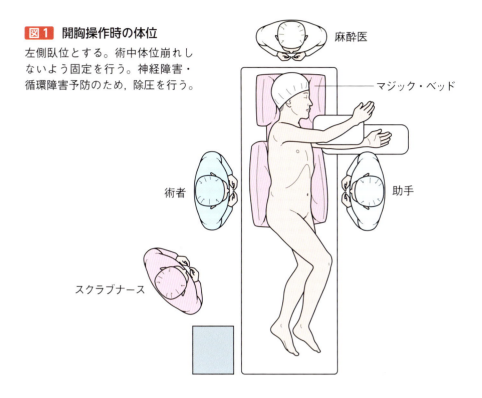

図1　開胸操作時の体位
左側臥位とする。術中体位崩れしないよう固定を行う。神経障害・循環障害予防のため，除圧を行う。

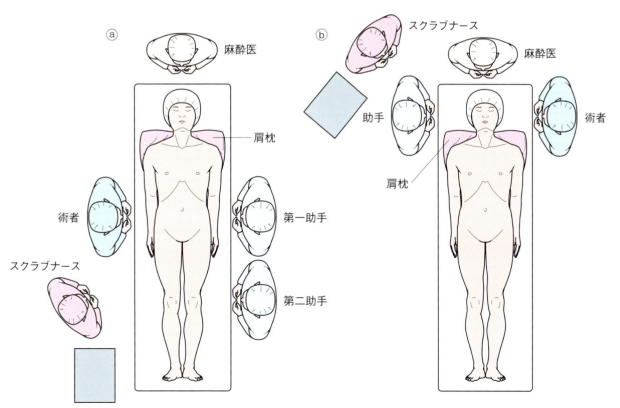

図2　腹部・頸部操作時の体位
a：腹部操作時
b：頸部操作時
腹部・頸部同時の操作ができるよう両上肢を巻き込み仰臥位とする。頸部伸展させ，術野を確保する。

3. 胸部・腹部・頸部創（図3）

- 食道癌の手術は，原発巣の切除，リンパ節郭清，再建を行わなければならず，手術創は，胸部，腹部，頸部の3領域にわたる。
- 開胸創は，食道癌の占居部位によって，右第4～6肋間の前側方開胸で行う。
- 中腋窩線から右乳頭下までの5～20cm程度の皮膚切開を行う。
- 臥位，右上肢の挙上等，体位変換の前後で，肋間の位置は異なるため，体位変換が終了し，皮膚切開を加える前に肋間を最終確認しておく必要がある。
- 頸部創は，鎖骨・胸鎖関節の1横指頭側で襟状切開を行う。
- 腹部創は，上腹部正中切開を行う。

図3 胸部・腹部・頸部創
胸部創は前側方開胸，腹部は上腹部正中切開，頸部は襟状切開を行う。

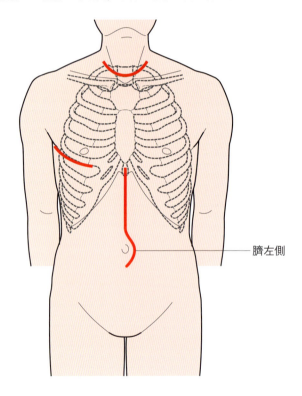

臍左側

4. 周術期のポイント

(1) 術前
- 食道癌のリスク因子となるアルコール，喫煙の状況を聴取する。
- 血液検査，呼吸機能検査などの術前検査を行い，アルコールによる肝炎，肝硬変，また慢性閉塞性肺疾患（COPD）などの事前の評価が重要である。ICG 検査，アシアロシンチグラフィによる肝機能の詳細な評価，呼吸機能訓練などのリハビリテーションも追加し導入する。
- 最近では，糖尿病を有する症例も増加しており，糖尿病内科による介入を積極的に行う。コントロール不良の場合には，インスリン強化療法も行い，術前の血糖コントロールを十分に行うことが重要である。
- 食道癌でも進行癌の場合には，癌による通過障害により，食事摂取量が減少し，体重減少や，血液検査上での栄養評価の悪化を認めることがある。経鼻もしくは胃瘻による経管栄養を積極的に導入する。
- 胸部食道癌のリンパ節転移は，胸部，腹部，頸部と広範囲にみられる場合も多く，術前にCT，US，MRI，PET，超音波内視鏡などを用いて転移の評価を十分に行っておく。

(2) 術後
- 食道癌の術後において，高頻度でさまざまな合併症が発生する。代表的な合併症は，術後出血，術後肺炎，吻合部縫合不全，手術部位感染症であり，重症化することで，術後30日以内死亡や手術関連死亡につながるため，注意しながら術後管理を行う。
- 特に術後肺炎は，反回神経麻痺による誤嚥や創部痛による喀痰排泄困難を繰り返す原因となるため，術中のていねいな操作や術後の疼痛コントロールを積極的に行う必要がある。

II 手術を始めよう——手術手技のインデックス！

1. 手術手順の注意点
- 標準的な手術手順を以下に示す。
- 通常，開胸による食道切除，胸腔内のリンパ節郭清をまず行う。次に体位変換を行い，開腹し，腹腔内リンパ節郭清とともに胃管を作成する。同時並行して，頸部切開し，両側頸部郭清を行い，作成した胃管を後縦隔経路で挙上し，頸部吻合を行う。
- 術前化学放射線療法やサルベージ手術については，術後の縫合不全のリスクを考慮し，胸壁前経路での再建を行っている。

2. 実際の手術手順

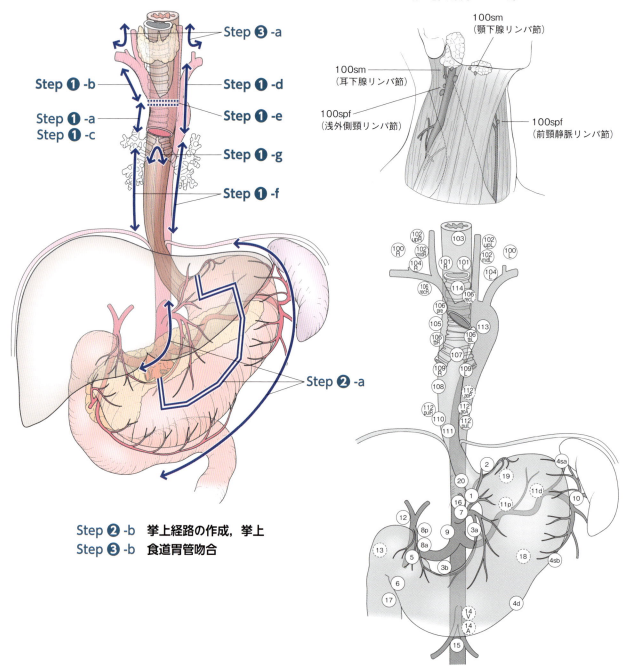

Step ❷-b　挙上経路の作成，挙上
Step ❸-b　食道胃管吻合

（日本食道学会編：臨床・病理　食道癌取扱い規約　第11版．金原出版，東京，2015．より引用改変）

[Focus は本項にて習得したい手技（後述）]

Step ❶　胸部操作
(p.8)
a. 奇静脈弓露出・切離
b. No.106recR の郭清（図A）
　Focus 1
c. 右気管支動脈露出・切離

(p.10)
d. No.106recL，No.106tbL の郭清
　（図B）Focus 2
e. 食道の切離
f. 中下縦隔の食道剥離

(p.13)
g. No.107，No.109RL の郭清
　Focus 3

Step ❷　腹部操作
(p.16)
a. 胃周囲の処理・胃管作成（図C）
　Focus 4
b. 挙上経路の作成，挙上

Step ❸　頸部操作
(p.18)
a. 両側頸部郭清　Focus 5
b. 食道胃管吻合（図D）

A: 右鎖骨下動脈／右反回神経／食道／気管

B: 食道／右鎖骨下動脈／左反回神経／気管／大動脈弓部／左主気管支

C: 横隔膜左脚／胃／脾臓／膵臓

D: 食道／胃管

Ⅲ 手技をマスターしよう！

前述の「手術手順」の中でマスターしたい手技に着目！

Focus 1　胸部操作：No.106recR の郭清

1. 手技のスタートとゴール
- 右反回神経背側にある No.106recR を郭清する。
- 右下甲状腺動脈食道枝を確認処理する部位を No.106recR の最上部の頭側断端とする（図4）。

図4 No.106recR の郭清
a：胸膜切開し，右迷走神経，右鎖骨下動脈下縁を露出
b：右反回神経を同定し，背側の No.106recR を郭清

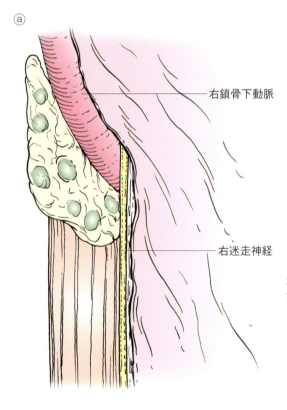

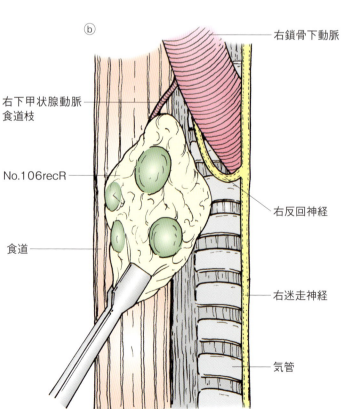

2. 手技の習得

- **手技の概要**
  奇静脈弓の上大静脈側から縦隔胸膜切開を開始し，迷走神経を露出するように頭側へ切開を進め，右迷走神経から分枝する右反回神経の反回部を同定後，右反回神経の背側に存在する No.106recR の郭清を行う。

- **手技習得のポイント**
  (1) 上縦隔の壁側胸膜の切開は，奇静脈弓の右迷走神経から頭側へ行い，右鎖骨下動脈の前面に到達後，反回する右反回神経を確認する。（🎥①）
  (2) 右反回神経の背側にある組織を剥離すると No.106recR の郭清となる。反回神経食道枝は，神経損傷を避けるため，電気メスなどのエネルギーデバイスは使用せず，メッチェンバウムで切離し，小血管はクリップを使用し，出血を可能な限り予防する。

（動画時間 2：33）

3. アセスメント

Q 術野形成はどのように行うのか？
▶ 術者の左手の鑷子により右鎖骨下動脈右下縁の脂肪組織を牽引し，助手の右鎖骨下動脈の圧排により，剥離面を形成する。
▶ 場合によっては，右迷走神経をテーピングし牽引することもある。

Q 郭清の開始はどこから行うのか？ うまい入り方は？
▶ 右迷走神経直上を頭側へ露出し，右鎖骨下動脈へ向かい胸膜を切開する。この右鎖骨下動脈の前面の露出を行っておくことが，右反回神経の検索には重要である（図 4a）。
▶ 右反回神経を確認後，右鎖骨下動脈の血管鞘に沿って，剥離を進める。

Q 郭清ラインの設定は？
▶ 右迷走神経と交差する右鎖骨下動脈右縁を剥離することで反回する右反回神経が確認される。
▶ 郭清する No.106recR の気管右側の層で剥離を行っておくと，郭清組織の可動性が増し，牽引しやすくなり，右反回神経から分枝する食道枝の切離が容易となる（図 4b）。

Q 郭清はどこまでするのか？ ランドマークは？
▶ No.106recR は右反回神経背側にあるため，右反回神経食道枝を切離しながら右反回神経を前方へ剥離し郭清を進める。
▶ 頭側断端は，右下甲状腺動脈食道枝が確認されるレベルまでとする。

Q 郭清のコツは？
▶ 右鎖骨下動脈右下縁，気管右側といった郭清するリンパ節周囲を剥離・切離してから，右反回神経の食道枝を切離し，右反回神経と No.106recR のリンパ組織を分離する。

Q 郭清のピットフォールは？
▶ 不要な剥離は，気管食道動静脈などからの出血を招き，微細な解剖の視認を困難とさせ

るため，慎重に剥離を進め，クリップや，反回神経に影響ない場合にはエネルギーデバイスを使用して出血を予防する。
▶過度な牽引も右反回神経麻痺の原因となるので回避する。

Focus 2　胸部操作：No.106recL，No.106tbL の郭清

1. 手技のスタートとゴール

- 胸部上部食道の背側の十分な剥離と気管左側から光沢のある層までを左反回神経とともに食道側へつけながら剥離し，最終的にメッチェンバウムで食道枝を切離しながら，左反回神経を遊離し，No.106recL を郭清する（図5）。
- No.106recL の郭清ラインを延長し，No.106tbL を郭清する。

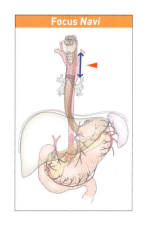

図5　No.106recL，No.106tbL の郭清
a：気管左側壁を露出
b：左反回神経を剥離し，腹側の No.106recL を郭清

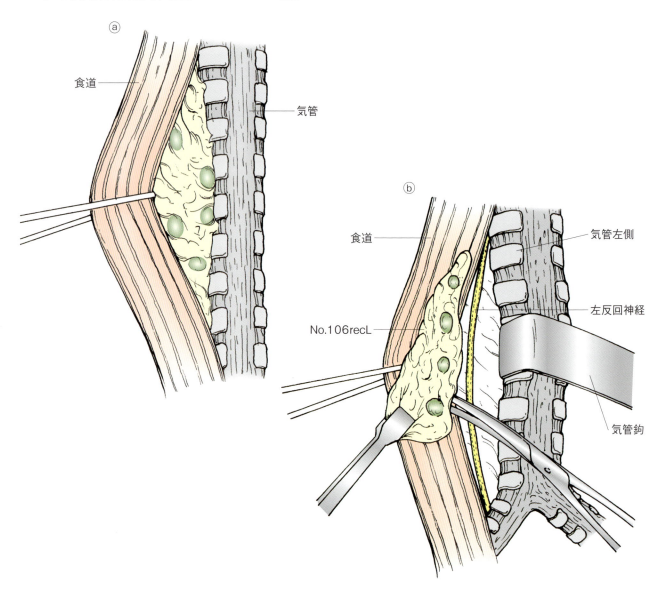

2. 手技の習得

- **手技の概要**
  No.106recL の郭清では，気管壁を露出する層で剥離を進め，気管壁に沿って神経を含む組織を分けて，神経腹側にある組織を剥離する。左反回神経を確認・露出させながら，No.106recL を郭清する。大動脈弓と左主気管支とに挟まれる領域が No.106tbL であり，左気管支動脈を温存しながら郭清する。

- **手技習得のポイント**
  (1) 胸部上部食道の背側と気管左側から光沢のある層まで十分な剥離操作を行うことによって，左反回神経と郭清する No.106recL のリンパ節が一塊となり食道側へ牽引される。(▶◀ ②)
  (2) No.106tbL は，左反回神経の反回部に注意しながら大動脈弓下縁にあるリンパ節を郭清する。

(動画時間2：49)

3. アセスメント

Q 術野形成はどのように行うのか？

▶ 胸部上部食道の背側の疎な結合織を胸管が温存される層で剥離する。次に食道と気管膜様部との間も剥離し，胸部上部食道を牽引できるように剥離を行う（図5a）。

▶ 気管壁左側を露出する層で剥離を進め，気管壁左側に沿って左反回神経腹側の組織を剥離する。さらに気管鉤で気管を前方に牽引して視野を展開する。気管を転がすよう展開することで，より，郭清するリンパ節の剥離層がわかりやすくなる（図5b）。

▶ 頭側の郭清の視野をより良く確保するために食道を離断して牽引することも考慮する。

Q 郭清開始はどこから行うのか？ うまい入り方は？

▶ 気管壁左側より気管血管網を残しながら剥離する。交感神経心臓枝よりも浅い層である光沢のある層で郭清すべき組織が遊離される。

▶ 左反回神経の食道枝を残すことで，牽引している胸部上部食道側に左反回神経が引き寄せられ，郭清する腹側のリンパ節があたかも腸間膜状に牽引される（図6）。

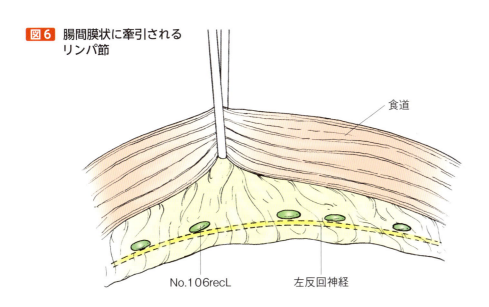

図6 腸間膜状に牽引されるリンパ節

Q 郭清ラインの設定は？

▶気管の左側を確認しながら頭側へと剥離を進める。

▶胸部上部食道の背側は胸管を残す層で腹側に十分に剥離する。

▶交感神経心臓枝より浅層で剥離する。

Q 郭清はどこまでするのか？　ランドマークは？

▶No.106recLの上縁は，左反回神経がほうき状に分岐している高さとする。下縁は，左反回神経の反回部までとする。

▶大動脈弓下縁のNo.106tbLを郭清する。

Q 郭清のコツは？

▶胸部上部食道側に，左反回神経とともに腹側のNo.106recLを剥離し遊離していくことにより，左反回神経の確認とリンパ節の郭清が可能となる。

Q 郭清のピットフォールは？

▶郭清が進むと左反回神経が遊離される。剥離の際に過度に牽引することで，麻痺をきたす可能性があるので注意する。

▶No.106tbLの郭清の際に左気管支動脈，左迷走神経，さらに深層にある左肺動脈の損傷は，思わぬ大量出血をきたすため注意する。

Focus 3 胸部操作：No.107, No.109RL の郭清

1. 手技のスタートとゴール

- No.107, No.109RL のリンパ節と心嚢との間を気管・気管支壁まで十分剥離した後，気管・気管支下縁にて，つい立て状になったリンパ節を壁に沿って郭清する（図7）。

図7 No.107, No.109RL の郭清
a：右主気管支，気管分岐部の剥離
b：つい立て状の No.107, No.109RL を郭清
c：No.107 の郭清（術中写真）

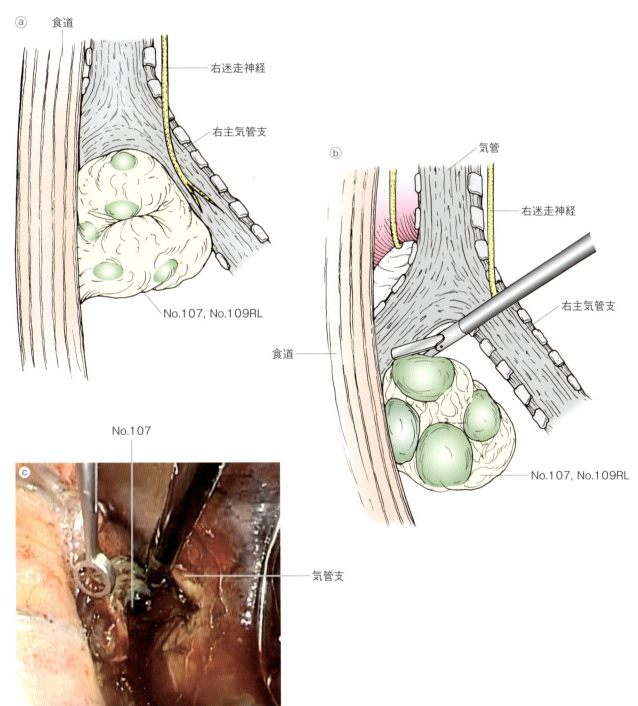

2. 手技の習得

● 手技の概要

No.107, No.109RL は，左右主気管支から心嚢までの胸膜を切開し，リンパ節腹側と心嚢との間を気管・気管支壁まで十分に剥離した後，気管・気管支壁に沿いながら郭清する。(▶️ ③)

● 手技習得のポイント

(1) No.107, No.109RL の腹側と心嚢との間を気管・気管支壁まで剥離し，気管分岐部気管下縁でつい立て状にする。
(2) リンパ節を直接把持せず，胸膜や結合織を把持する。

(動画時間2：21)

3. アセスメント

Q 術野形成はどのように行うのか？

▶術者が郭清リンパ節を牽引する際は，直接リンパ節を把持することは極力避け，胸膜や結合織を把持する。

▶強く把持し牽引するのではなく，背側下方へ圧排するようなイメージで展開する。

▶助手は，肺圧排鉤や気管鉤で右肺，右気管支を腹側上方へ圧排する（図8）。

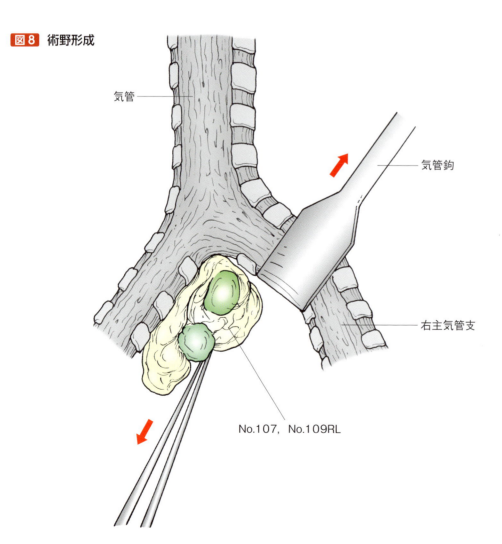

図8 術野形成

Q 郭清開始はどこから行うのか？ うまい入り方は？
▶気管・気管支の胸膜を切開し，右気管支下縁を明らかにする。
▶右気管支下縁から No.109R 腹側面を心嚢から剥離する。
▶No.109R 腹側面の剥離を No.107 の腹側面へと連続させ，さらに No.109L 方向へ心嚢との間を剥離する（図7）。

Q 郭清の手順は？
▶気管・気管支下縁を明らかにする。
▶郭清リンパ節の腹側と心嚢との間を気管・気管支壁が確認できるまで剥離する。
▶No.109R を気管支から剥離し，気管分岐部の No.107 へと剥離を進め，No.109L へと郭清する（図7b）。

Q 郭清はどこまでするのか？ ランドマークは？
▶郭清の上縁は気管・気管支下縁である。
▶No.107 を郭清する際に気管分岐部付近では，気管前リンパ節や腹側からの気管支動脈の流入を認めるため，ていねいな剥離を心掛ける。
▶左迷走神経の肺枝を温存し，尾側で切離しながら，No.109L の郭清を行う。

Q 郭清のコツは？
▶No.107，No.109RL の腹側と心嚢との間を気管・気管支壁まで剥離することにより，気管・気管支下縁を明らかにし，リンパ節をつい立て状（心嚢壁から剥がした板状）にする。
▶気管分岐部付近では，腹側からの気管支動脈からの血流を認めることがあり，エネルギーデバイスを使用し，不要な出血を予防する。

Q 切離（剥離）のピットフォールは？
▶郭清リンパ節の不要な把持は，リンパ節が裂けて出血し視野の妨げとなるため，リンパ節そのものの把持は極力避ける。
▶リンパ節周囲の結合織や膜はていねいに切離し，気管損傷や左右の迷走神経から分枝する肺枝を損傷しないようにする。

Focus 4　腹部操作：胃周囲の処理・胃管作成

1．手技のスタートとゴール
- 右胃動脈，右胃大網動静脈を温存しながら，胃脾間膜，短胃動静脈，後胃動脈，左胃動静脈を処理する（図9）。
- 細径胃管が頸部まで十分届くような長い胃管を作成する（図10）。

図9　胃の周囲の処理
a：大網を切開し網嚢を開く
b：右胃動脈，右胃大網動静脈を温存し，胃周囲を処理

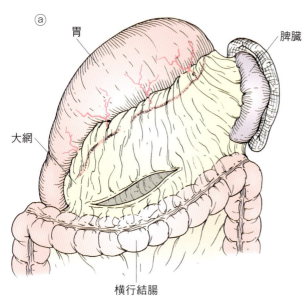
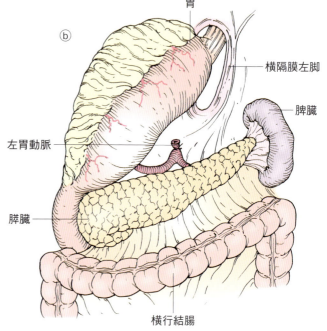

図10　胃管の作成
a：右胃動脈最終枝第2〜3枝より細径胃管作成開始
b：長い細径胃管を作成

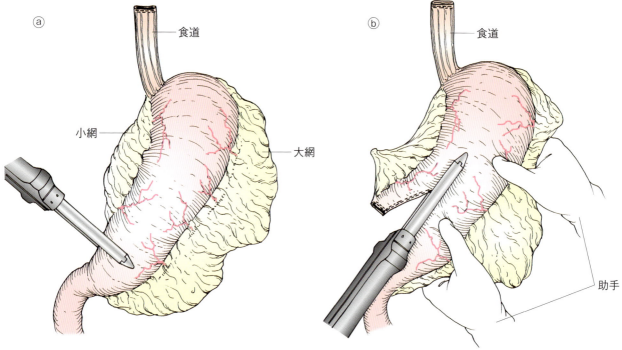

2. 手技の習得

- **手技の概要**
  再建のための胃管作成，および腹部リンパ節郭清を行う．胃は再建臓器となるため，右胃動静脈，右胃大網動静脈を温存する．細径胃管は自動縫合器を使用して作成する．腹部リンパ節は，胸腔からの郭清と連続させ，No.20，No.1，No.2，No.3，No.7，No.9 を郭清する．

- **手技習得のポイント**
  (1) 網嚢を開放し大網を結腸付着側縁で切離したのち，胃脾間膜，短胃動静脈を処理する．左胃動静脈を結紮・切離後，食道裂孔へ向かい後胃動脈を処理する．小彎側の小網を肝付着部で切離し食道裂孔へ到達し，胸腔内から腹側へ食道を引き出す．
  (2) 細径胃管の作成では，右胃動静脈最終枝の第2〜3枝間で結紮・切離し，小網を切開する．その小彎から自動縫合器を挿入し，助手が両手で胃の大彎を把持し縫合器のかかる部分を胃の長軸方向に十分伸展させながら，大彎に沿って3.5〜4cmの胃管を作成する．

3. アセスメント

Q 術野形成はどのように行うのか？

▶ 左横隔膜下脾臓後面へミクリッツガーゼを挿入し，脾臓を後腹膜より挙上しておく．
▶ 胃脾間膜，短胃動静脈の処理の際には，術者の左手第2指と第3指の間に胃脾間膜を挟み込み，胃大彎側を腹側斜め上方へ愛護的に牽引する．
▶ 左胃動静脈の処理の際には，膵下縁を助手は下方へ牽引し，術者の左手で胃膵間膜を頭側腹側へ牽引する．
▶ 細径胃管作成の際には，長軸方向へ助手の両手で伸展させる．

Q 切離（剥離）開始はどこから行うのか？ うまい入り方は？

▶ 大彎側では，大網を結腸付着側縁で切離を開始する．切離線を胃脾間膜方向へ延長し，左胃大網動静脈，短胃動静脈をエネルギーデバイスで処理する（図9a）．
▶ 膵上縁で左胃静脈を結紮・切離し，腹腔動脈周囲の脂肪織を切除しながら左胃動脈を結紮・切離する（図9b）．
▶ 細径胃管は，右胃動静脈最終枝の第2〜3枝間で小網を切開し，胃管作成の開始とする．

Q 切離ライン（剥離層）の設定は？

▶ 大彎・小彎側の食道裂孔への切離線を左胃動静脈の切離面と連続させる．
▶ 細径胃管は，大彎胃管とし幅3.5〜4cmの細径胃管を作成する（図10）．

Q 切離（剥離）はどこまでするのか？ ランドマークは？

▶ 大彎・小彎側ともに食道裂孔へ向け剥離を進める．
▶ 食道裂孔周囲の横隔膜に沿って展開し，縦隔に向かって剥離を進め，左右の横隔膜脚を外側に牽引し，心嚢，左右の胸膜，大動脈前面を露出するようにして，下縦隔を郭清する．
▶ 腹腔動脈周囲の脂肪織を切除しながら左胃動脈を結紮・切離する．

Q 切離（剥離）のコツは？

▶左胃大網動静脈，短胃動静脈をできるだけ胃側に付けるように脾臓側で切離し，頸部の血管吻合への利用も考慮しておく。

▶短胃動静脈の処理と同様に，後胃動静脈はできるだけ長く胃に付けるように残す。

Q 切離（剥離）のピットフォールは？

▶右胃大網動静脈や右胃動静脈の血管を損傷すると胃管が使用できなくなる場合があるため，血管処理，胃管作成の際にも不用意に大網を把持しないように注意する。

Focus 5 頸部操作：両側頸部郭清

1．手技のスタートとゴール

- 両側 No.101，No.104 の郭清ラインを決め，リンパ節郭清を行う（図11）。

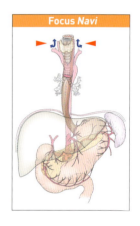

Focus Navi

2．手技の習得

> ● 手技の概要
> 頸部リンパ節郭清は，内頸静脈の外側にある両側鎖骨上の No.104 と，右反回神経背側にある No.101R，左反回神経腹側にある No.101L を郭清する。
>
> ● 手技習得のポイント
> （1）No.101R は右反回神経背側にあるリンパ節を，No.101L は左反回神経腹側にあるリンパ節を郭清する。
> （2）No.104 の郭清の際は，内頸静脈，外頸静脈のライン，頸横動脈より前面の層で郭清を行うこと等，郭清のラインをきちんと認識しながら郭清する。（▶◀4）

（動画時間2：19）

3．アセスメント

Q 術野形成はどのように行うのか？

▶視野の妨げとならないよう胸鎖乳突筋の背側を剥離しておく。

▶No.101 の郭清では，喉頭を郭清側と反対の上方へ牽引する。さらに内頸動脈を外側へ牽引して，視野を確保する（図11a，b）。

▶No.104 の郭清では，胸鎖乳突筋の胸骨枝と鎖骨枝の間から郭清を行い，内頸静脈を内側方向へ牽引する（図11c，d）。

▶リンパ節把持鉗子でカウンタートラクションをかけながら，剥離層を明らかにする。

Q 郭清の開始はどこから行うのか？ うまい入り方は？

▶No.101 の郭清では，内頸動脈内側より椎体側に向かい，椎前筋膜まで剥離する。

▶No.104 の郭清では，内頸静脈外側縁を明らかにし上下に剥離を進める。

Q 郭清の設定は？

▶No.101 の郭清では，内頸動脈内側縁から頸部食道外側縁まで，右側は反回神経の背側を，左側は腹側を郭清する。上縁は，輪状軟骨下縁の高さとする。下縁は，胸腔操作からの

No.106recRL の郭清と連続させる。

▶ No.104 の郭清では，内頸静脈外側縁から外頸静脈内側縁とする。静脈角までを内側下方，輪状軟骨下縁までを上方とし，郭清境界とする。

図11 両側頸部郭清

a：No.101R 郭清に際し右内頸動脈内側縁を確認
b：右反回神経を同定し背側の No.101R を郭清
c：No.104R 郭清に際し右内頸静脈外側縁を確認
d：右頸横動脈より浅い層で No.104R を郭清

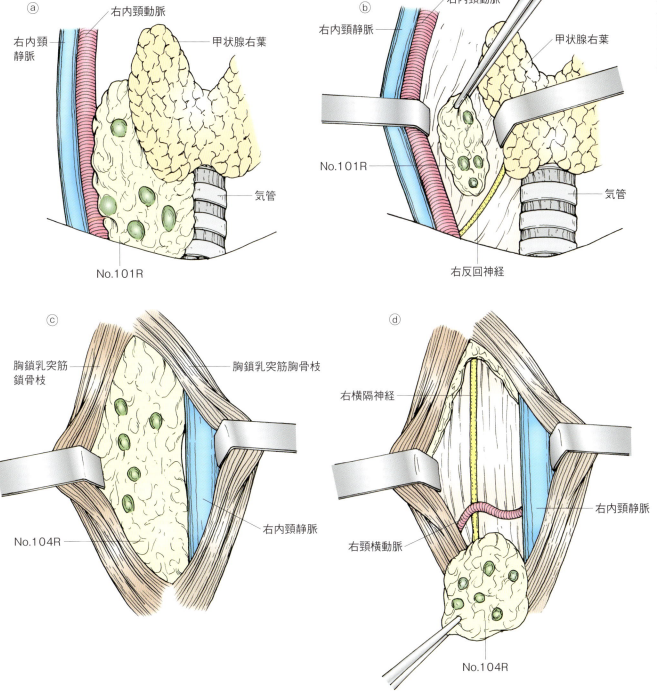

Q 郭清はどこまでするのか？ ランドマークは？
▶ No.101の郭清では，ランドマークは内頸動脈と反回神経となる。反回神経は，特に麻痺とならないよう同定を慎重に進め，リンパ節の牽引の際にも愛護的に行うことが重要である。
▶ No.104の郭清では，リンパ節の背側から外側の郭清ラインに気を付ける。背側では，頸横動脈の層より腹側の層で剥離を行う。リンパ節の牽引で思わぬ深層まで剥離し，頸横動脈や横隔神経の損傷につながる危険性がある。さらに外側の剥離の際，副神経を損傷する危険性もあり注意する。

Q 郭清のコツは？
▶ No.101の郭清では，郭清初期の段階で反回神経を同定し，損傷を予防する。
▶ No.104の郭清では，郭清ラインを誤認しないよう適度な牽引を行い適切な層の剥離を行う。

Q 切離（剥離）のピットフォールは？
▶ No.101の郭清では，反回神経の走行が左右で異なる点に注意する。右反回神経は，右鎖骨下動脈を反回するため，右総頸動脈内側を下方へ剥離後，右鎖骨下動脈へと向かい，右鎖骨下動脈の直上を慎重に剥離していくと右反回神経が確認される。左反回神経は，気管壁を露出して気管壁に沿って組織を剥離していくと，気管と食道傍に同定される。
▶ No.104の郭清では，頸横動脈を露出し，前面の層を維持しながら操作を進めることで，横隔神経を損傷することなく，十分な郭清が可能である。

Ⅳ トラブル・シューティング！

● 開胸下食道癌根治術におけるトラブル・シューティングとしては，①術中出血，②気管損傷，③反回神経損傷がある。

1. 術中出血（図12）
Q 術中出血の好発部位は？
▶ 胸部操作での好発部位は，下行大動脈から分枝する固有食道動脈が多い。
▶ 腹部操作での好発部位は，大網との線維性癒着のある脾臓被膜である。
▶ 頸部操作での好発部位は，内頸静脈である。

Q 術中出血の原因は？
▶ 胸部操作では，食道剥離の際に強く牽引することにより，固有食道動脈に引き抜き損傷をきたす（図12a）。
▶ 腹部操作では，大網と脾臓の線維性癒着があり，不用意な牽引により，脾臓の被膜損傷をきたす（図12b）。
▶ 頸部操作では，胸鎖乳突筋の背側の剥離が不十分で，視野確保ができず，解剖学的把握ができていない。

Q 術中出血の予防法は？
▶ 剥離・郭清操作において，術野の確保を行うとともに，剥離層を認識して操作を行う。

▶不用意な牽引をしないよう助手と協調しながら手術を進める。
▶解剖学的把握を術前にCT，USなどで行っておく。

Q 術中出血時の対応は？

▶術中出血においては，まず圧迫止血を試みる。
▶固有食道動脈からの出血において，圧迫止血・吸収性局所止血材による止血困難な場合には，血管外科の応援を要請し，止血を依頼する。
▶圧迫止血・吸収性局所止血材での止血困難な脾臓実質に及ぶ損傷の場合には，脾臓実質の縫合や摘出も考える。
▶頸部での出血は，直視下に縫合可能な場合が多く，モノフィラメント非吸収糸で縫合止血する（図12c）。

図12 術中出血
a：固有食道動脈の下行大動脈からの引き抜き損傷
b：線維性癒着部位の牽引による脾臓被膜損傷
c：内頸静脈の損傷

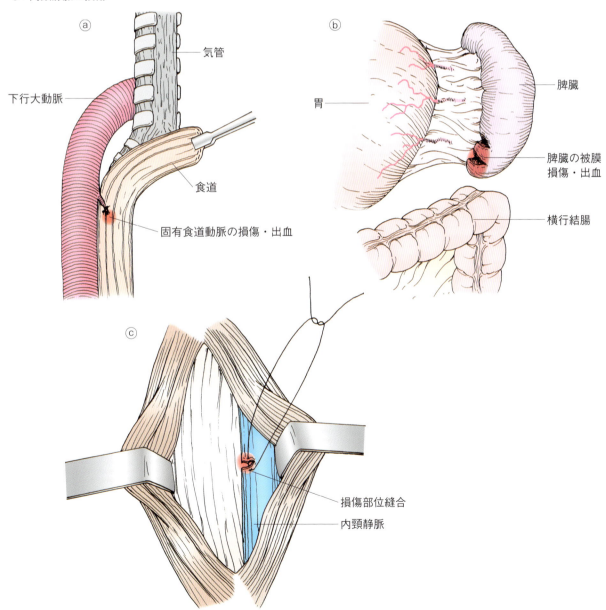

2．気管損傷（図13）

Q 気管損傷の好発部位は？
▶上部食道と接する気管・左気管支膜様部に好発する。

Q 気管損傷の原因は？
▶進行食道癌がUt, Mtの占居部位にあり，強固な癒着がある場合。
▶放射線療法により，強固な癒着がある場合。
▶癒着により上部食道と気管・左気管支膜様部との剝離の際のエネルギーデバイスによることもある。

Q 気管損傷の予防法は？
▶浸潤が疑われる進行癌の場合には，術前に気管支鏡，超音波内視鏡により浸潤の有無を確認しておく。
▶膜様部の癒着により，食道側へ牽引されるため，エネルギーデバイスを使用する場合には切離・剝離線を十分に見極める。

Q 気管損傷の対応は？
▶損傷部位が小さく縫合閉鎖可能な場合には，モノフィラメント非吸収糸で縫合する。さらに補強のため，広背筋・肋間筋による筋弁を縫合する場合もある。
▶損傷が大きい場合には，心膜パッチを作成し，損傷部位にモノフィラメント非吸収糸で縫合し，さらに補強のため，広背筋・肋間筋による筋弁を縫合する。

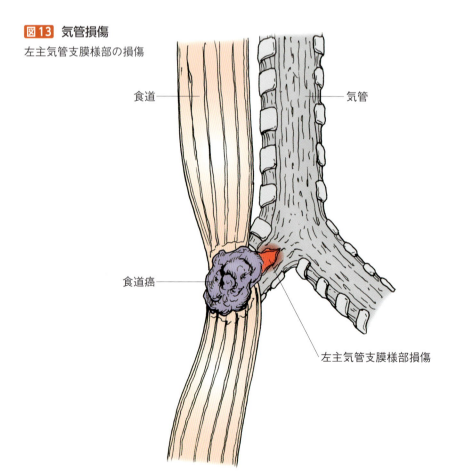

図13 気管損傷
左主気管支膜様部の損傷

3．反回神経損傷

Q 反回神経損傷の好発部位は？
▶ No.106recRL，No.101 の郭清の際に好発する。

Q 反回神経損傷の原因は？
▶原発巣や転移リンパ節が反回神経に浸潤し，合併切除を必要とする場合。
▶郭清操作中に反回神経を誤って切離することもある。

Q 反回神経損傷の予防法は？
▶反回神経周囲リンパ節の郭清時に周囲を十分に遊離し，神経を郭清組織内に一緒に含める。
▶反回神経の走行を確認し，同定しておく。

Q 反回神経損傷の対応は？
▶神経縫合や神経移植による反回神経の神経再建を行う。
▶反回神経端端吻合，神経間置移植，頸神経ワナ・反回神経吻合などの再建方法がある。

◇ 参考文献

1) 内門泰斗, 奥村　浩, 松本正隆, ほか: 胸部食道癌　治療の実際. 消化器外科 2009; 32: 699-705.
2) 内門泰斗, 奥村　浩, 松本正隆, ほか: 再建胃管血流不良. 手術 2010; 64: 955-8.
3) 内門泰斗, 夏越祥次: リンパ節郭清up-to-date　食道癌. 消化器外科 2015; 38: 1263-9.

Column

「開胸か胸腔鏡か？」

　食道癌の手術を胸腔鏡で行う施設が増加している。拡大視効果により微細構造を観察でき，胸壁損傷も小さく，術後肺炎の発生率の低下や術後疼痛の軽減においては開胸より胸腔鏡に軍配が上がるからである。しかし，NCD データ解析において，胸腔鏡下手術後の再手術が開胸手術に比べ多かったとの報告がある。また，胸腔鏡で止血困難な術中出血や対応困難な他臓器損傷などが発生した場合には開胸移行しなければならない。それゆえに開胸下での食道切除ができるよう備えておく必要がある。

胸腔鏡下食道癌根治術

峯　真司，渡邊雅之，今村　裕，岡村明彦　がん研有明病院消化器センター食道外科

手術手技マスターのポイント

1. 反回神経麻痺を起こさない上縦隔郭清：食道癌手術の最重要ポイント。麻痺を予防しつつ過不足ない郭清を目指す。
2. 出血のない中下縦隔郭清：中下縦隔郭清は比較的容易であるが，大動脈前面の剥離の際に固有食道動脈からの出血を起こさないように注意する。また気管分岐下リンパ節郭清も出血しやすいので注意が必要である。
3. 縫合不全のない吻合：縫合不全がなければ術後管理は圧倒的に容易になる。本稿では割愛する。

I　手術を始める前に

1．手術の選択
- 侵襲の大きな治療法であるため，耐術能があっても代替療法としての化学放射線療法を提示したうえで，同意が得られれば外科治療を選択する。現在，当科では食道切除術のほぼ全例を腹臥位胸腔鏡下にて行っている。胃管作成も原則として腹腔鏡下に行う。

2．体位と機器（図1）
- 体位：胸部操作は腹臥位（図1a），腹部・頸部操作は開脚仰臥位（図1b，c）で行う。腹臥位については当初は半腹臥位としていたが，術後肩の痛みを訴える患者が散見され，また術中緊急開胸例は現在までないため現在は完全腹臥位としている。
- 機器：エネルギーデバイスはベッセルシーリングシステムとリユースの超音波凝固切開装置の2種類を使用している。

3．トロッカーの位置
- 右後腋窩線を中心として図2のように5本のトロッカーを留置している。第9肋間トロッカーは肩甲下角の高さを目安としている。
- ポイント：トロッカーは肋間の中央から胸壁に直交して挿入する。また肋間の位置は個人差が大きく，いつもと同じように留置しても下縦隔操作はやりやすいが上縦郭操作が困難な場合や，逆の場合もありうる。操作が困難と感じた場合には躊躇なく5mmのトロッカーを追加する。

4. 周術期のポイント

(1) 術前
- 禁酒禁煙の徹底
- 下咽頭癌，喉頭癌を含めた重複癌のチェック
- 狭窄症状があれば経鼻胃管による経管栄養
- 歯科受診による口腔ケアの徹底
- 術後せん妄対策
- 服薬管理指導
- 可能であれば術前からリハビリテーション介入
- 手術当日執刀直前にソル・メドロール®250mg投与

図1 体位と機器
a：胸部操作時の体位
b：腹部，頸部操作時の体位

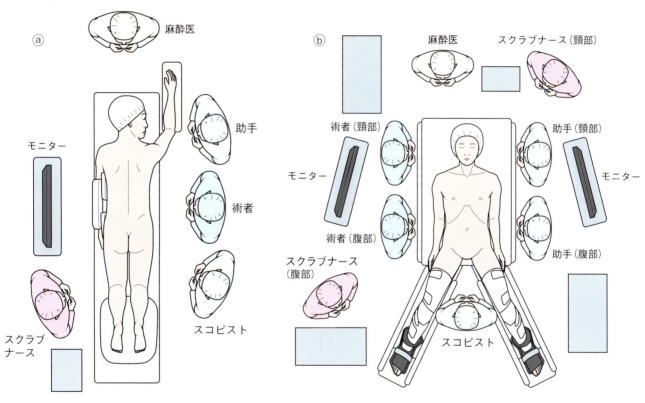

図2 トロッカーの位置

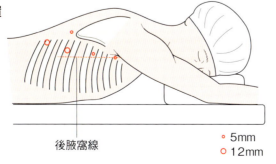

右前腕は右耳より腹側に固定する（背側に進展すると腕神経叢麻痺の原因となるため）。

(2) 術後
- 当日抜管
- 胃管瘻，空腸瘻などを用いて術後1日目から経管栄養開始
- 早期離床
- 経鼻胃管は術後2日目に抜去
- 術後7日目から経口摂取再開

II 手術を始めよう―手術手技のインデックス！

1. 手術手技の注意点
- 標準的な手術手順を以下に示す．
- 胸腔鏡下食道切除術の場合には，最も重要な上縦隔郭清を手術後半に行う場合が多い．前半の中下縦隔郭清で，不用意な出血や手術時間の超過を起こさないようにていねいな手術手技を心掛ける．
- Solo surgery になりがちであるが，適宜助手に術野展開してもらうことも忘れない．

2. 実際の手術手順

〈参考〉所属リンパ節

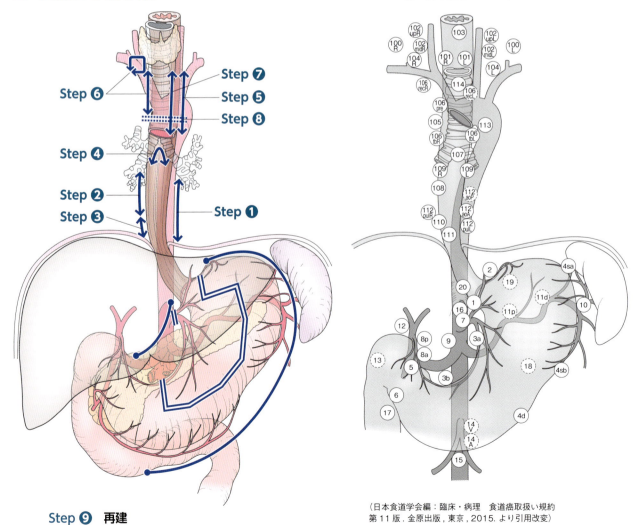

Step ❾ 再建

(日本食道学会編：臨床・病理 食道癌取扱い規約 第11版. 金原出版, 東京, 2015. より引用改変)

[<Focus> は本項にて習得したい手技（後述）]

Step ❶ 大動脈前面〜左胸膜の露出 <Focus 1>
(p.28)

Step ❷ 心嚢面の露出

Step ❸ 食道裂孔の露出（図A）

Step ❹ No.109R, No.107 の郭清 <Focus 2>
(p.31)

Step ❺ 奇静脈弓切離〜食道背側の剥離 <Focus 3>
(p.34)

Step ❻ 食道と気管間の剥離〜 No.106recR の郭清 <Focus 4>
(p.36)

Step ❼ 食道吊り上げ〜 No.106recL の郭清 <Focus 5>
(p.39)

Step ❽ 食道離断〜中下縦隔左側の郭清（図B）

Step ❾ 再建

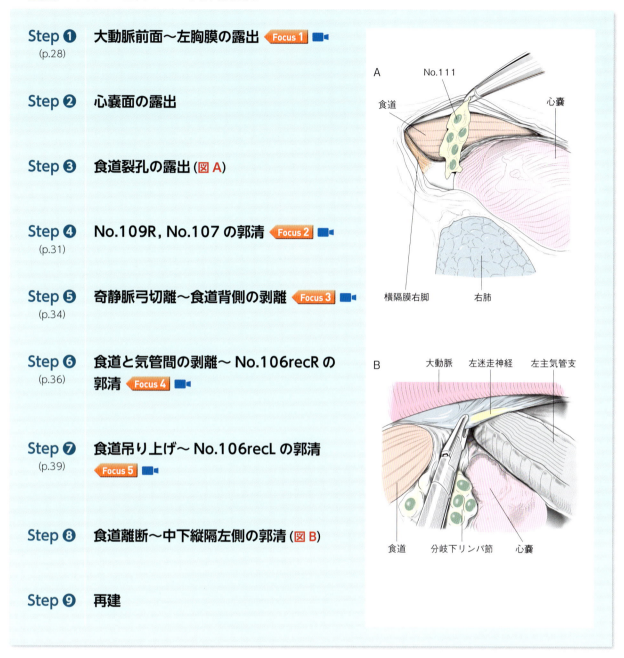

Ⅲ 手技をマスターしよう！

前述の「手術手順」の中でマスターしたい手技に着目！
腹臥位の胸腔鏡視野であることに注意しよう！

Focus 1 ▶ 大動脈前面〜左胸膜の露出（腹臥位）

1. 手技のスタートとゴール（図3）
● 下行大動脈から食道を完全に剥離し，左胸膜を露出させる。

図3 胸膜切開と No.112Ao 郭清
a：胸膜切開開始
b：No.112Ao 郭清

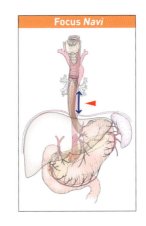
Focus Navi

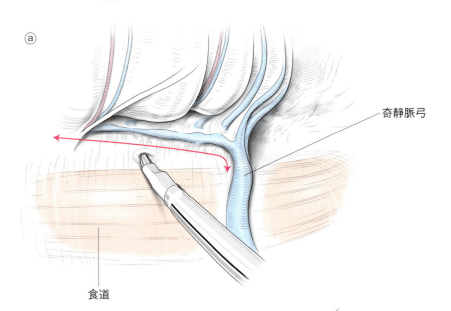
奇静脈弓
食道

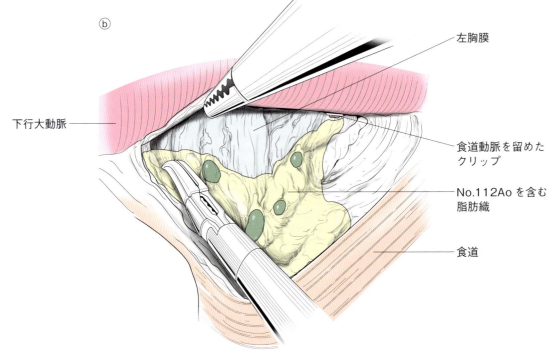
左胸膜
下行大動脈
食道動脈を留めたクリップ
No.112Ao を含む脂肪織
食道

2. 手技の習得

- **手技の概要**
  大動脈前面を露出する。反対側の左胸膜を露出しつつ No.112Ao を郭清する。（🎥 ①）

- **手技習得のポイント**
  (1) 胸管温存の場合，奇静脈から少し離れ，食道背側縁を想定し胸膜切開する（本稿では胸管温存の場合についてのみ説明する）。胸膜切開により air が入り切離のラインがわかりやすくなる。
  (2) 大動脈前面が同定できれば大動脈に直交するように剥離鉗子で剥離し，残ったものを大動脈側で切離する。固有食道動脈以外は電気メスで問題なく切離できる。

  左胸膜の手前に比較的厚い線維性構造物があり，これを切離すると食道の緊張がとれて胸膜が露出される。この線維性構造物の手前に固有食道動脈が含まれるので注意する。また固有食道動脈を右側に認めた場合には，同じ高さで対になって左側から固有食道動脈が分岐することがあるので，右側に動脈がある場合には左側にもあると考え注意しながら剥離する。

① （動画時間 4：02）

3. アセスメント

Q 切離開始はどこから開始するのがよいか？

▶奇静脈弓近くは胸管が切離ラインに近づくため，少し尾側から開始するのがよい。下肺静脈のすぐ頭側が安全である。

Q 視野展開はどう行うか？

▶術者の左手および助手の鉗子で食道を腹側（下方）に押し付けて縦郭を広げる（図 3b）。裂孔に近づき大動脈で視野が妨げられる場合には，第7肋間背側のトロッカーまたは第3肋間のトロッカーから助手に大動脈を鉗子で背側に挙上してもらうと視野が良好になる。

Q 大動脈を安全に露出する方法は？

▶胸管温存の場合は，胸膜を切開した後に air が入った疎な層に鉗子を挿入し，両手でその層を鈍的に大動脈に直交する方向に剥離することにより，比較的容易に食道が同定される。そのラインをそのまま奥へ進めると必ず大動脈が露出される（図 4）。先に大動脈を同定しようとすると，剥離層が間違っている場合に胸管を損傷する可能性がある。大動脈が同定できるまでは食道に沿って剥離するほうが安全である。また，胸管を包む膜が認識できることも多く，この膜を温存しつつ剥離を進めると自然とよい層に入ることができる。

図4 大動脈の露出操作

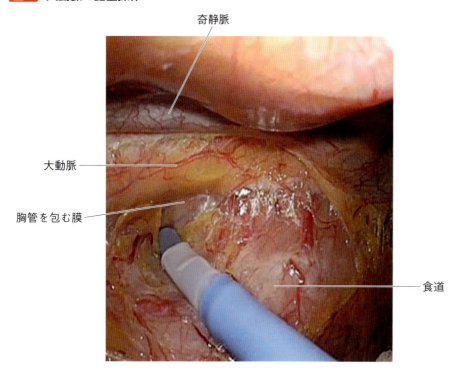

Q 尾側および頭側はどこまで剥離するか？

▶尾側は食道裂孔の左脚が同定できるまで行う。頭側の胸膜切開は奇静脈弓レベルまで行うが，大動脈弓周囲は胸管が近くなり，また弓部からは太い固有食道動脈が出ていること多いので，上縦郭での食道背側の剥離が終わって視野が広がってから行うほうがよい。

Focus 2 No.109R, No.107 の郭清（腹臥位）

1. 手技のスタートとゴール（図5）

● 気管分岐下リンパ節（No.107）郭清を No.109L の一部を残して終わらせておく。

図5 気管分岐下リンパ節郭清
a：右主気管支下縁の露出
b：郭清終了後

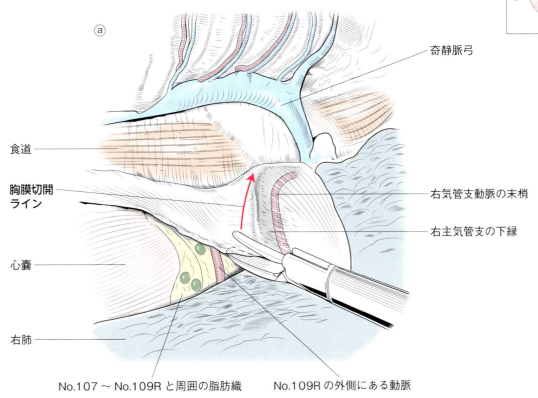

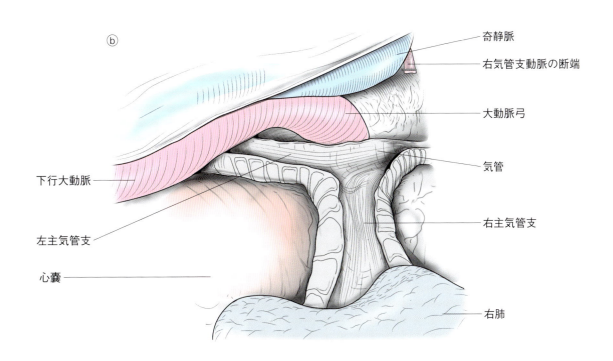

2. 手技の習得

● **手技の概要**
No.109Rを右主気管支から完全に剥離する。可能であればNo.107も剥離しておく。
(▶ 2)

● **手技習得のポイント**
出血しやすい箇所である。また出血すると止血しにくく，分岐下リンパ節の剥離が完全に終わるまで止血できないことが多い。それゆえ，出血させないことが重要である。出血は不十分な血管処理，リンパ節に切り込むこと，またはリンパ節が裂けることによって生じる。

(動画時間3：57)

3. アセスメント

Q どこから開始するのがよいか？

▶ 心嚢露出時の胸膜切開を右主気管支下縁に沿って延長する（図5a）。奇静脈弓の手前で迷走神経や右気管支動脈の末梢と交差するため，その手前まで切開する。

▶ No.109Rの尾側には必ず迷走神経肺枝と右気管支動脈の末梢枝が伴走している。最初にこの分岐のすぐ頭側の気管支の下縁とリンパ節の間を剥離し（図6），この神経と血管を同時または別々に確実にエネルギーデバイスで切離する。リンパ節と気管支の間を剥離する際には，電気メスでややリンパ節寄りにラインを形成してから剥離鉗子を慎重に挿入するのがよい。

Q 気管分岐下リンパ節と心嚢との剥離はどのように行うか？

▶ No.109Rの右端の動脈と神経を切離すると，リンパ節の可動性が上がり心嚢との剥離は容易となる。心嚢とリンパ節との間には神経と細い血管しか存在しないため，電気メスやエネルギーデバイスで切離し剥離するという操作で比較的容易に剥離が進む。次に

図6 右気管支下縁の剥離

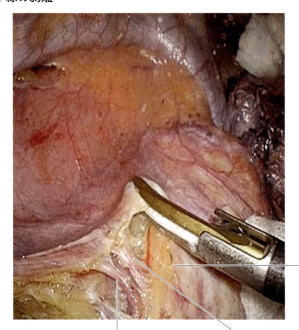

右主気管支下縁

右気管支動脈の末梢　　迷走神経肺枝の末梢

再び右主気管支下縁と No.109R の間を剝離し，残った索状物をエネルギーデバイスで切離する（図7）。これを繰り返すと気管分岐部まで到達する。

Q 気管分岐部と No.107 の間はどう処理するのがよいか？

▶気管分岐部の少し左側にリンパ節を栄養する太い動脈が走行していることがあり，確実な処理が必要とされる。まず前述のように可及的に心囊との間を剝離しておく。次に迷走神経本幹および気管支動脈を切離し，気管膜様部を露出し，気管食道間を剝離し，気管分岐部と左主気管支およびその下縁を露出する（図8）。気管・気管支下縁に沿って慎重に剝離し，鉗子が入るスペースができれば，エネルギーデバイスで気管分岐下とリンパ節の間を切離する（図5b）。気管分岐下リンパ節が気管前方に伸びていることがあるが，その場合にはリンパ節を分断する形になってしまうが問題はない。

図7 No.109R リンパ節の郭清

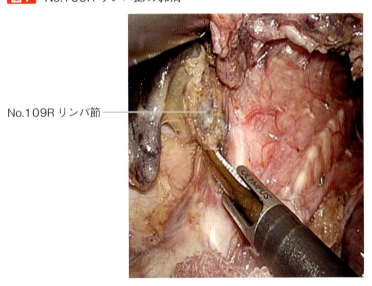

図8 気管分岐部と No.107 の郭清

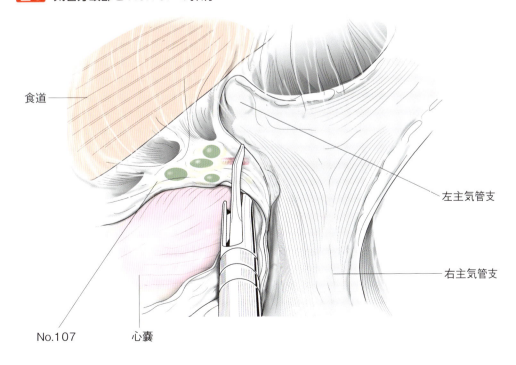

Focus 3　奇静脈弓切離〜食道背側の剥離（腹臥位）

1. 手技のスタートとゴール（図9）
- 食道背側の剥離を上縦隔から中縦隔の順で行い，下縦隔の剥離と連続させる。

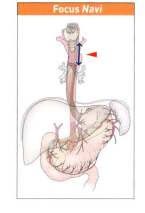

図9　食道背側の剥離
a：上縦隔での食道背側の剥離
b：食道背側の剥離終了後

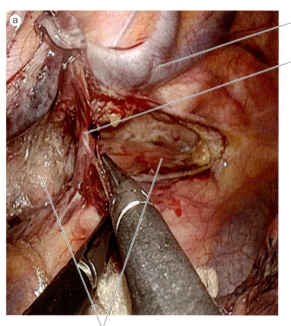

奇静脈
右気管支動脈
食道

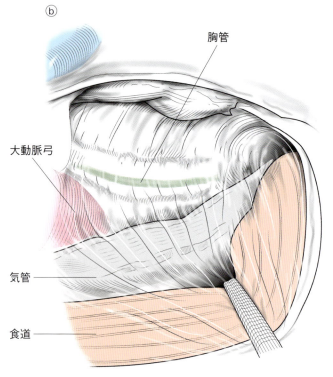

胸管
大動脈弓
気管
食道

2. 手技の習得

- **手技の概要**
  まず上縦隔で食道背側を剥離し，奇静脈弓を切離する。その後，食道および気管の剥離を可及的に背側から左側まで進める。（▶3）

- **手技習得のポイント**
  (1) 上縦隔では食道背側に沿って剥離を行う。胸管を温存する。
  (2) 中縦隔では右気管支動脈をクリッピングののちに切離する。最初は食道に沿って剥離し，胸管が同定できれば胸管を温存する層を意識して剥離する。
  (3) 上中縦隔の剥離がある程度終了したところで食道を強く腹側に牽引して，さらに背側〜左側を剥離する。

▶3

（動画時間3：48）

3. アセスメント

Q 食道背側の剥離をどこから開始するのがよいか？

▶上縦隔の処理においても食道背側を想定し，その上で胸膜切開し，そのまま頭側に延長する。鎖骨下動脈と交差する部位まで胸膜を切開する。次に食道が露出される層で剥離すると容易に胸管が同定できる。胸管を温存する層での剥離を可及的に背側まで行う。

Q 奇静脈弓周囲の剥離をどう行うとよいか？

▶奇静脈弓の切離端を糸で背側に牽引して視野を広げる（図9a）。右気管支動脈をクリッピングののちに切離する。次に食道に沿って剥離を行う。郭清しようと考え，不用意に背側の脂肪織を切除すると胸管を損傷しやすい。このまま，食道に沿って剥離していくと奇静脈弓の高さで食道に束のように入っていく神経または膜があり，これを切離する（図10）。この神経または膜を切離して1層深く入ると胸管が認識できるので，逆に胸管をランドマークにして大動脈弓に到達することができる。

図10 奇静脈弓周囲の剥離

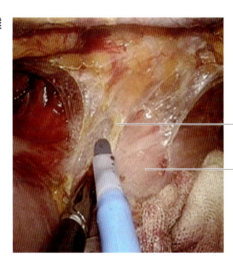

食堂背面の神経または膜
食道

Q 大動脈弓下はどこまで露出するか？

▶左主気管支の頭側は No.106tbL 以外の郭清リンパ節はない。大動脈弓下からは左気管支動脈や固有食道動脈など比較的太い動脈が直接分岐しているため，弓近くの剥離は特に注意を要する。左主気管支の上縁がある程度露出できていればよい。

Q 食道と気管を腹側(下方)に牽引しながら食道の背側を電気メスやエネルギーデバイスで剥離していくと，知らないうちに左反回神経を損傷することはないか？

▶食道や気管の「転がし」が十分にできると食道背側の剥離ラインはそのまま No.106recL の左側・腹側のラインにつながる。基本的には問題ないが，ある程度 No.106recL の脂肪織の左側が剥離された状態では左反回神経は気管左側壁の中央近くに同定される。したがって不用意な電気メスによる焼灼には注意を要する。

Q 頸胸境界部をどこまで剥離すればよいか？

▶No.106recL の頭側の郭清に関わる重要なポイントである。可及的に頭側・左側まで剥離するが，それには食道を強く牽引する必要があり，食道をテーピングした後のほうが容易に牽引できる。頸胸境界部の頸部の椎前筋膜の前の疎な層と，食道気管左側背側との間に血管があるためこれを切離しておく。

Focus 4　食道と気管間の剥離〜No.106recRの郭清（腹臥位）

1. 手技のスタートとゴール（図11）
- 食道，気管膜様部，右反回神経が完全に露出している。

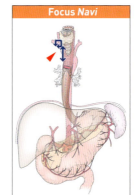

図11 No.106recRの郭清
a：胸膜切開
b：郭清終了時

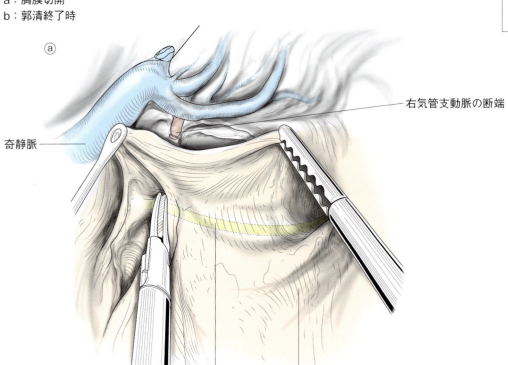

右気管支動脈の断端
奇静脈
右迷走神経　胸膜

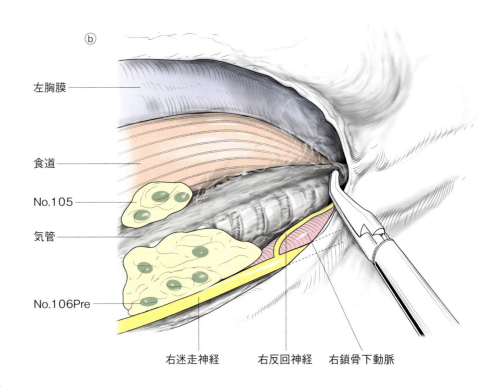

左胸膜
食道
No.105
気管
No.106Pre
右迷走神経　右反回神経　右鎖骨下動脈

2. 手技の習得

● **手技の概要**
胸膜切開にて右迷走神経本幹を露出し，そのまま右鎖骨下動脈上の胸膜を切開し，背側からの切開部とつなげる。気管食道間を十分に剥離する。右反回神経を同定し，No.106recRの頭側を決めた後，それを食道から剥離する。(▶︎ 4)

● **手技習得のポイント**
(1) 右迷走神経と右鎖骨下動脈とが交差する部分をしっかり露出することで，右反回神経の同定は比較的容易になる。
(2) 気管と食道間の剥離を可及的頭側に進めること，また No.106recR の内側である気管の右側壁を露出するとその後の郭清が容易になる。この2つの剥離が終了すると，No.106recR は食道と右反回神経との間だけでつながる形になるので，右反回神経から剥離すると自ずと食道右側に No.106recR が残る。

（動画時間4：10）

3. アセスメント

Q なかなか右反回神経が同定できない場合はどうすればよいか？

▶ このような場合，右鎖骨下動脈が露出できていないことが多い。まず右鎖骨下動脈を同定・露出し，右迷走神経と交差する場所から剥離を開始すると比較的すぐに右反回神経が同定できるはずである（**図12**）。

▶ また交感神経の分枝が右反回神経の少し浅い層を走行している。交感神経は右鎖骨下動脈に沿って走行するため2つの神経は本来誤認しないはずであるが，剥離が不十分な場合に誤認する可能性がある。右反回神経が確認できるまでは反回神経のように走行をするものを切離しないことが一番重要である。

図12 右反回神経を見つけるポイント

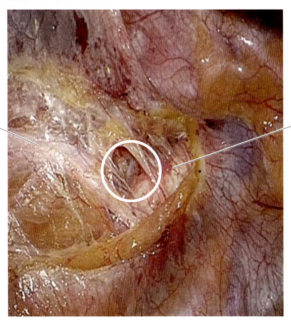

Q 食道と気管膜様部との間の剥離が難しい部位の剥離はどのように行うか？

▶ 気管分岐部よりやや頭側では食道と気管が同じ筋束をもつ場合が多く，このような箇所は境界がわかりにくい。基本的には食道側で剥離するのが安全である。

Q どこまでがリンパ節で，どこが境界なのかわからない。

▶ No.106recR の背側境界は椎前筋膜前面の疎な層であり，これは背側から十分剥離しておく。腹側の境界は右鎖骨下動脈と右反回神経の間を気管前面に向かう膜である。その腹側に交感神経が走行している。外側には境界がないため，背側腹側を十分に剥離したのちにこの外側部分（頸部からの小血管が含まれている）をエネルギーデバイスで切離すると No.106recR が露出される。

Q 神経の近傍でエネルギーデバイスを使ってよいか？

▶ 超音波凝固切開装置のアクティブブレードは 80〜180℃，ベッセルシーリングシステムでも 60〜70℃ 程度までは容易に上昇する。温度が高くなる部分については，神経はもちろん，気管や大血管にも接触しないように注意する。超音波凝固切開装置の場合には空打ちで急激にアクティブブレードの温度が上昇する。一方で，直接接触していない場合には，超音波凝固切開装置の場合は 1mm 距離があれば温度はほとんど上昇しないため，神経周囲で使用しても問題ないと考えている。ベッセルシーリングシステムを使用する場合には 3mm 以上離して使用している。

Focus 5 食道吊り上げ〜 No.106recL の郭清（腹臥位）

1. 手技のスタートとゴール（図13）

- 左反回神経が大動脈弓から頸胸境界部まで露出されている。

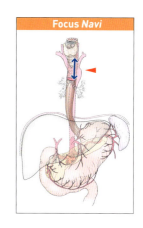

図13 No.106recL の郭清
a：気管を転がし，No.106recL を含む脂肪織を気管左壁から剥離している
b：郭清終了後

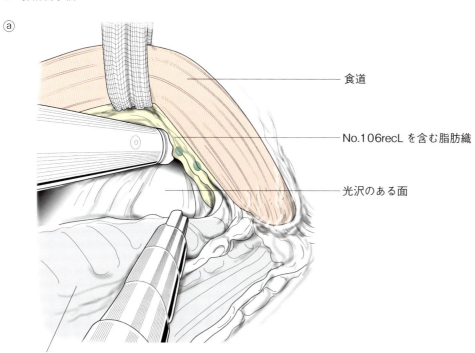

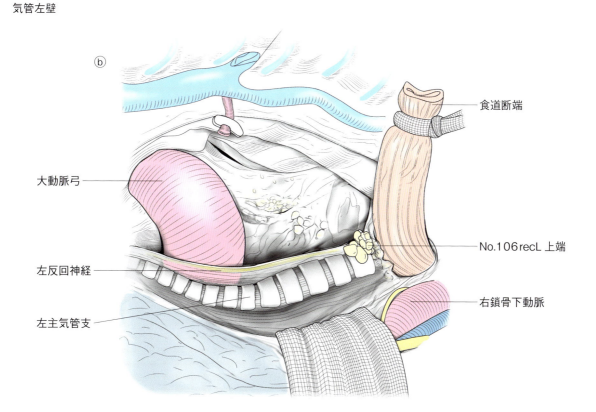

2. 手技の習得

● **手技の概要**

食道をテーピングし，背側（上方）に挙上する。気管と気管支を助手に転がしてもらい，気管左側縁から神経を含む脂肪織を剥離し，光沢のある面を露出する。反回神経を同定した後，リンパ節を郭清する。（▶◀ 5）

● **手技習得のポイント**

(1) 食道にテープを通した後にまずテープを手前に牽引して食道背側を可及的頭側まで剥離しておく。食道のテーピングによる背側への挙上は有効であるが，極端に強くは牽引しない。

(2) 気管を転がして展開する光沢のある面の表面にある血管は，エネルギーデバイス等で確実に処理する。視野が非常に良好な場合にはそのままリンパ節郭清が可能であるが，通常は，リンパ節を含む脂肪を食道から外し，食道を離断したほうが視野は広がり郭清しやすくなる。慣れるまでは No.106tbL には深入りしない。

（動画時間 4：26）

3. アセスメント

Q 気管左壁から脂肪織を剥がすときに左反回神経を損傷することはないか？

▶気管左側壁近くは基本的には神経が走行していない部位である。十分に緊張をかけたうえで気管左壁に沿って剥離している限りはエネルギーデバイスや電気メスを使っても左反回神経を損傷する可能性は低い（**図 13a**）。心配ならば，鉗子で剥離して残った索状物を切離する。

Q 左鎖骨下動脈が露出してしまったが層が違うのか？

▶左反回神経とよく似た走行である交感神経が残る層で剥離するのがよい。左鎖骨下動脈の外膜が直接露出した場合は深い層に入ってしまっており，修正が必要である。またこの場合には，近くに左鎖骨下動脈から分枝した左椎骨動脈が走行しているため注意しなくてはならない。

Q 頸胸境界部までいくとうまく郭清できない。

▶胸腔鏡下食道癌手術で最も技術を必要とする場所である。前述のように郭清を始める前に食道をテープで腹側（下方）に牽引して，食道背側の剥離を可及的に頸部まで進めておく。また，食道を切離した段階でテープで食道を背側（上方）に牽引して左反回神経左側の膜を切離しておくと，その後の郭清もやりやすい（図 14）。No.106recL は通常頸部からの No.101L と連続させるため，視野が悪い状況で無理に郭清を続ける必要はない。

図14 頸胸境界部の郭清

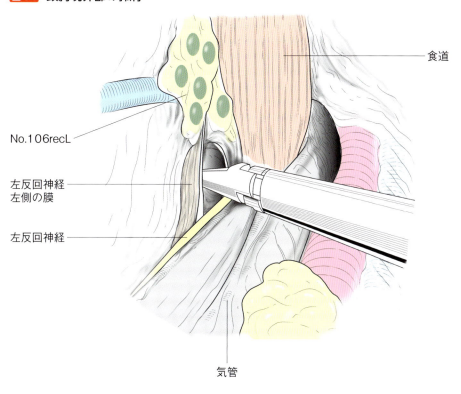

Ⅳ トラブル・シューティング！

Q 心嚢が開いてしまった場合にはどうするか？
▶食道切除時に偶発的に心嚢が小さく開いた場合，また心嚢の一部を合併切除せざるをえず大きく開いた場合にも，そのまま修復せずに特に問題はない．

Q No.107〜No.109から出血した場合にはどうすればよいか？
▶まず出血している場所（通常はリンパ節）に対して電圧を上げた電気メスにより止血を試みるが，止血できないことも多い．その場合には左手の鉗子でガーゼを把持して，出血部分を含めてリンパ節を挙上しながら視野を確保しつつ，リンパ節の郭清を進めていく．前述のように心嚢側には重要な臓器は存在しないので多少視野が悪くても剥離可能である．主気管支との間は，視野が確保できていることが絶対条件であるが，ここを切離してリンパ節を栄養している動脈を処理しない限り止血できない場合が多い．

Q 固有食道動脈から出血した場合にはどうするか？
▶ベッセルシーリングシステムを使用している場合には，まずそれを用いて止血を試みる．止血が確認できた後にもう一度焼灼して切離する．状況が許せばクリップで止めてもよいが，その際に切れかけている動脈に緊張がかかり損傷すると取り返しがつかない状態になる．視野が確保できない場合にはガーゼ圧迫により視野が確保できるようになるのを待つしかないが，胸腔鏡では出血点を同定することができる場合が多く，視野が確保できなくなることはまれである．
▶予防が一番重要で，とにかく根部近くでの不用意な操作は避けることが大事である．

Column

「開胸か胸腔鏡か？」

　食道癌の手術は従来から開胸手術で行われてきており，現在も標準治療は開胸手術である．現在，JCOG1409にて開胸手術 vs. 胸腔鏡下手術のRCTが行われている．開胸手術では気管分岐部周囲は直下に見えるが，上縦隔も下縦隔ものぞき込むような視野で行わざるを得ない．術者しか見えないという部位も多い．一方で胸腔鏡下手術では上縦隔も下縦隔も拡大視が可能である．何より第二助手まで同一術野を共有できるため教育効果も大きい．

　しかしながら，NCDデータで胸腔鏡下食道切除のほうが開胸食道切除に比べて，術後反回神経麻痺発生率や再手術率が高いことが明らかになっている．反回神経麻痺については以前から胸腔鏡下手術で多いのではないかと指摘されていたが，近年，術中神経持続モニタリングの所見から，神経への牽引や圧迫も麻痺の一因となっているという知見が得られてきた．今後も安全で確実な手術を追及して絶え間ない努力が必要とされている．

胃

- 開腹下幽門側胃切除術
- 開腹下胃全摘術
- 腹腔鏡下幽門側胃切除術
- 腹腔鏡下噴門側胃切除術
- 腹腔鏡下胃全摘術
- 食道胃接合部癌に対する内視鏡外科手術

開腹下幽門側胃切除術

森田信司　国立がん研究センター中央病院胃外科

> **⚠ 手術手技マスターのポイント**
> 1. 外科医が執刀する胃癌手術のなかで最初に経験する術式，いわゆる Erste Magen の多くは幽門側胃切除術である。同術式は消化器外科医が行う胃切除術のなかで，最も多く経験する術式でもあり，胃外科手術手技の基本となる。
> 2. 手術の構成は，切除（胃切離・リンパ節郭清）と再建に分けられる。
> 3. 定型手術における標準的なリンパ節郭清の範囲は D2 である。幽門側胃切除術におけるアプローチは大別して大彎側・小彎側に分けられる。各パートに必要な解剖学的知識とテクニックを習得することが重要である。
> 4. 再建方法として Billroth Ⅰ法/Billroth Ⅱ法/Roux-en Y法と3タイプあるが，それぞれの利点・欠点をよく理解し，適切な再建方法を選択することが望ましい。

略語一覧

- **ASPDA**：anterior superior pancreaticoduodenal artery，前上膵十二指腸動脈
- **ASPDV**：anterior superior pancreaticoduodenal vein，前上膵十二指腸静脈
- **GDA**：gastroduodenal artery，胃十二指腸動脈
- **LGA**：left gastric artery，左胃動脈
- **LGV**：left gastric vein，左胃静脈
- **LGEA**：left gastro epiploic artery，左胃大網動脈
- **LGEV**：left gastro epiploic vein，左胃大網静脈
- **RGA**：right gastric artery，右胃動脈
- **RGV**：right gastric vein，右胃静脈
- **RGEA**：right gastro epiploic artery，右胃大網動脈
- **RGEV**：right gastro epiploic vein，右胃大網静脈
- **SDA**：superior duodenal artery，上十二指腸動脈
- **SDV**：superior duodenal vein，上十二指腸静脈

Ⅰ 手術を始める前に

1. 手術の適応（臨床診断）

(1) 適応となる場合
- 腫瘍が胃体中部から遠位にある症例。腫瘍からの切除断端までの距離は，早期胃癌では 2cm 以上，進行癌の限局型では 3cm 以上，浸潤型では 5cm 以上必要とされるため，噴門から腫瘍口側までの距離を測定し，切除マージンの確保に努める。残胃は極小であっても，全摘となるよりは術後 QOL の観点から利点が多い。

(2) 適応としない場合
- スキルス胃癌症例。
- 胃体中部大彎に位置する進行癌で No.4sb に転移が疑われる症例。

2. 手術時の体位と機器(図1)

- 水平仰臥位：当院では左手伸展，右手は体幹に密着させる仰臥位としている．肝臓および左横隔膜を圧排して上腹部を視野展開するため，患者右側の側板にはオクトパスリトラクターホルダーを2点装着，患者左側の側板には牽引開創器を1点装着し，良好な視野の展開を心掛ける．

3. 腹壁創

- 目的とする手術に必要十分な切開創を置く．基本は上腹部正中切開である．剣状突起下から臍までの距離は個人差があるが，早期癌であれば臍上までの皮切で十分である．進行癌あるいは高度肥満症例で術野が十分に展開できない場合は，臍下へ皮切を延長する（図2）．山型横切開法は，幽門側胃切除術で必要となることはまれであり，視野展開における利点はさほど大きくない．
- 皮膚切開を行う．表皮～真皮上層はメスで，それより深部の真皮は電気メスで切り，表皮への熱伝導を防ぎ，無用な出血を避ける．術者と第一助手が左右に均等なカウンタートラクションをかけると，皮下脂肪は正中で自然に分かれ，この層で切開を連続すると白線に辿り着く（図2）．白線は臍の数cm頭側がやや幅広く，腹直筋に誤って切り込むリスクが少ないため，同部を頭尾側に広げる．中心を外して腹直筋が露出し筋肉に切り込むと閉腹の煩雑さが増すため，白線の中心で切開するよう心掛ける．開腹は切開創全体の頭側1/3程度で腹膜を切開するとよい．直下は肝臓で覆われていることが多く，腸管を誤って損傷することはほとんどないためである．また，完全な正中では肝円索の右側寄りで開腹してしまうことがあるため，やや患者左側よりで腹膜を切開すると肝円索が術野の右側に寄り，視野の妨げにならない．

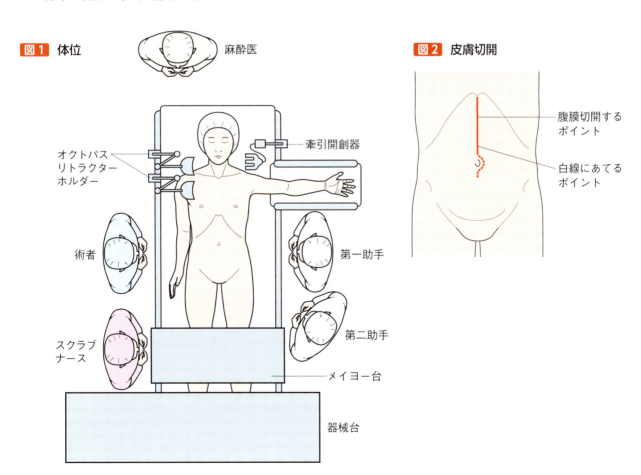

図1 体位

図2 皮膚切開

- 創感染や局所的外傷を防止するため，創縁ガーゼを開創部の両側にかけ，バロファ氏開創器（中山式）で創部を軽く開き，三弁を創下縁にかけて尾側に十分牽引して固定後，再度側弁を両側方向に開いて，良好な視野を確保する（図3）。創縁ガーゼに替えて，創部リトラクターの使用もよい。

図3 バロファ氏開創器

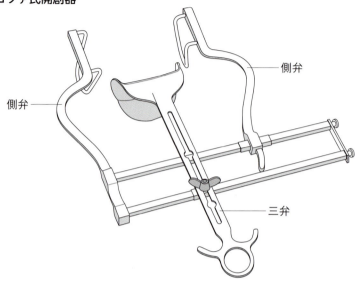

（大祐医科工業株式会社カタログより作成）

4. 周術期管理のポイント

- 循環器疾患，呼吸器疾患，代謝性疾患などをもつ高齢患者が増加しているため注意が必要である。肥満患者の割合も増加傾向にあり，手術前の待機期間に余裕があれば体重コントロールを行う。

(1) 術前管理

- 一般血液検査

①進行癌では貧血の有無を確認しておく。急性・慢性出血でヘモグロビン（Hb）が低下している場合は，輸血を行い10mg/dL前後まで補正しておく。

②抗血小板薬・抗凝固薬を内服している患者で休薬可能な場合は，手術日から逆算した適切な休薬期間を設ける。周術期のヘパリン置換が必要な場合は，術前入院日を長めにとり，活性化部分トロンボプラスチン時間／活性化全凝固時間（APTT/ACT）を調節しておく。

③軽度の耐糖能異常は術後からのインスリン，重度の耐糖能異常は早期入院のうえ，カロリー制限とインスリンによる血糖コントロールを行う。

④D-dimerが高値な場合は，下肢静脈超音波検査にて血栓の有無を確認し，血栓を認めた場合には，抜去可能な一時的な下大静脈フィルター挿入を考慮する。

- 心機能検査

心疾患の既往や拡大リンパ節郭清・他臓器合併切除が見込まれる進行癌症例では，循環血液量の変動により心血管イベントの発症リスクが高い。マスター心電図・心臓超音波検査・冠状動脈造影法や心筋シンチグラフィで壁運動や虚血の有無を確認しておく。

- 呼吸機能検査

喫煙患者には禁煙を徹底する。胃癌術後患者の数％に肺炎・無気肺が合併する。喫煙患者は特に気道分泌が増加し，呼吸器合併症のリスクが高くなる。

- 肝機能検査

  肝機能障害やウイルス性肝炎を有する場合は，インドシアニングリーン(ICG)検査を行う．ICG 15分値が10%を超える場合は，拡大リンパ節郭清は回避し郭清範囲を縮小する．

- 前処置

  合併切除臓器がある場合を除いて，特に下剤処置等を行わない．前日の夕食まで経口摂取を許可し，当日朝まで飲水もフリーとする．高齢者や残胃癌症例では，胃内容の排出が遅れるため，絶食期間を通常より長くとる．噴門・幽門狭窄例は，入院後すぐに絶食とし，中心静脈栄養あるいは成分栄養剤管理とし，栄養状態の改善を図る．幽門狭窄症例で嘔吐を繰り返している場合や胃管からの排液が多いときは，胃酸の喪失により代謝性アルカローシスをきたすため補正する．

(2) 術後管理

- X線写真

  手術直後に手術室にて，ポータブル胸部・腹部X線写真を撮影し，ドレーンの位置確認，残存異物の有無，気胸の有無を確認しておく．その後は術後1,3,7日目にX線を確認し，腸管蠕動の回復を把握する．

- 一般血液検査

  術後1,3,7日目に血算・生化学検査を行う．白血球数と分画やC反応性蛋白(CRP)を調べ，炎症反応の推移をみる．その他，貧血・脱水・過剰輸液・肝機能障害・電解質バランスをチェックし，必要に応じ補正する．

- 輸液

  50～60mL/kg/日を基準として，術中のバランス，郭清範囲に応じて増減する．拡大郭清施行時は，リンパ液の喪失が激しいため，90mL/kg/日程度まで増量すると同時に，膠質液を用いて循環血漿量を保つ．

- 予防的抗菌薬投与

  抗菌薬は第一世代セフェムを執刀直前と術中3時間おきに投与し，術後は感染徴候がない場合は使用しない．

- 血栓予防

  術前日より輸液を開始し，十分に補液しておく．術中は間欠的マッサージポンプを使用し，下肢の血行を保つ．術後は未分画ヘパリン・低分子ヘパリンを投与する．

- 胃管

  吻合に出血・吻合部狭窄・縫合不全等のリスクがない場合は，術直後に抜去する．幽門輪が温存される術式は，一定の割合で胃内容排泄遅延が生じるため，排液量を確認して抜去する．

- 尿道カテーテル

  硬膜外カテーテル抜去後に，離床の進み具合をみて抜去する．

- 食事

  術後1日目より飲水可とし，術後2日目より5回食の流動食を開始し食事内容をアップする．縫合不全・吻合部狭窄・胃内容排泄遅延の疑いがある症例に対しては，ガストログラフィン®を用いた経口造影を行う．

- 創処置

  術後3日目までサージカルテープで被覆し，術後4日目より開放する．

- ドレーン

  膵液瘻・腹腔内膿瘍の徴候がなければ早期に抜去する．ドレーン留置が長期化する場合は，逆行性感染のリスクが生じる．

- 硬膜外麻酔

 硬膜外麻酔カテーテル挿入・抜去とヘパリンの投与が重複しないよう，ヘパリンの休薬期間を十分にとる。

II 手術を始めよう—手術手技のインデックス！

1. 手術手順の注意点

- 開腹後に，まず十分な病期診断を行う。主病巣の位置，形，大きさ，深達度，色調，硬度を視触診する。続いて領域リンパ節の腫大，肝転移，腹膜転移の有無を確認し，進行癌症例はDouglas窩洗浄細胞診を迅速病理診断に提出して，根治性の有無を判断する。
- cStage Iの症例は腹腔鏡下に施行されることが多く，開腹手術は進行癌に適応されることが多い。深達度が深く，腫瘍径の大きな病変が切除対象となる場合は，領域リンパ節を十分に郭清し，切除断端が陽性にならないよう注意しながら手術を進める。

2. 実際の手術手順

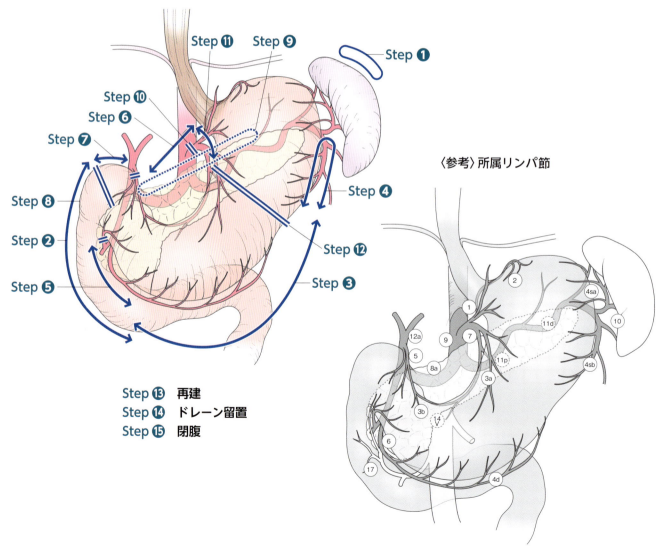

Step ⑬　再建
Step ⑭　ドレーン留置
Step ⑮　閉腹

〈参考〉所属リンパ節

（日本胃癌学会編：胃癌取扱い規約　第15版．金原出版, 東京, 2017. より引用改変）

[Focus は本項にて習得したい手技（後述）]

Step ❶ (p.50) 　脾臓背側へ柄付きタオルを挿入 ＊

Step ❷ (p.51) 　Kocher の授動術　Focus 1

Step ❸ (p.52) 　大網切除 ＊

Step ❹ (p.53) 　大彎左群の郭清（図 A）　Focus 2

Step ❺ (p.56) 　幽門下部の郭清　Focus 3 🎥

Step ❻ (p.58) 　小網開放・右噴門と腹腔動脈周囲リンパ節の郭清範囲決定 ＊

Step ❼ (p.59) 　幽門上部の郭清　Focus 4 🎥

Step ❽ (p.61) 　十二指腸切離（図 B）＊

Step ❾ (p.62) 　膵上縁の郭清（図 C）　Focus 5 🎥

Step ❿ (p.66) 　左胃動脈の切離　Focus 6

Step ⓫ (p.68) 　右噴門・小彎の郭清 ＊

Step ⓬ (p.69) 　胃切離 ＊

Step ⓭ (p.70) 　再建 ＊

Step ⓮ (p.71) 　ドレーン留置 ＊

Step ⓯ (p.71) 　閉腹 ＊

＊ここでは簡単に手技のコツ（ Knack ）を示します。

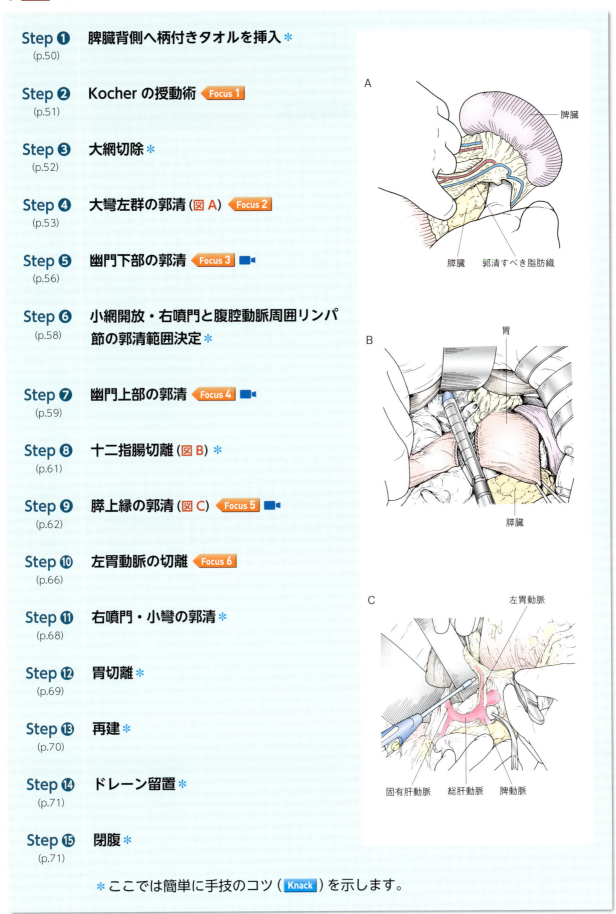

A 脾臓／膵臓／郭清すべき脂肪織

B 胃／膵臓

C 左胃動脈／固有肝動脈／総肝動脈／脾動脈

Ⅲ 手技をマスターしよう！

前述の「手術手順」の中でマスターしたい手技に着目！

Knack 脾臓背側へ柄付きタオルを挿入

- タオルで脾臓を挙上後に，脾下極の生理的な癒着はエネルギーデバイスでていねいに切開剥離しておく。
- 脾下極や脾門部には大網や間膜の生理的な癒着がしばしば見られ，術中に胃を牽引することで，脾臓の被膜損傷により出血をきたすことがある。手術開始前に，脾臓後面に柄付きタオルを挿入し，被膜損傷の予防をする。
- 左手で脾臓を愛護的に保持し，脾臓の背側で壁側腹膜との癒着がないことを確認した後，腹側に挙上し柄付きタオル（スペースがないときはガーゼ数枚）を慎重に挿入する（図4）。
- 脾臓の外側に挿入しても脾門部は腹側に上がらず，脾門部の視野はよくならないので注意する。

図4 脾臓背側への柄付きタオル（ガーゼ）の挿入

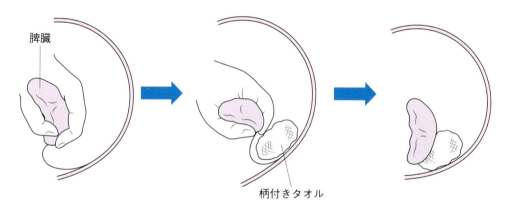

（片井　均：膵脾温存胃全摘術．垣添忠生監，笹子三津留編，新癌の外科－手術手技シリーズ3 胃癌．メジカルビュー社，東京，2002; p93, 図1. より引用改変）

Focus 1 ▶ Kocher の授動術

1. 手技のスタートとゴール
- 下行大動脈を露出し，大動脈周囲リンパ節の腫大を確認する。

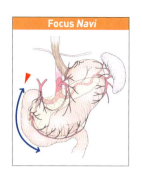

2. 手技の習得

- **手技の概要**
  漿膜浸潤が疑われるような進行癌では大動脈周囲リンパ節腫大の有無を確認するため，Kocher の授動術を行い，左腎静脈下縁から下腸間膜動脈根部上縁までの大動脈周囲リンパ節を視触診する。転移が疑われるリンパ節があれば迅速病理診断に提出し病期診断を行う。また，再建方法として Billroth I 法を選択する場合は，Kocher 授動により吻合部の緊張が緩和され，縫合不全の予防に役立つ。

- **手技習得のポイント**
  後腹膜に位置する大血管の解剖学的特徴を押さえておくことが手術手技習得に大切である。

3. アセスメント

Q 術野形成はどのように行うのか？

▶ 第一助手に十二指腸下行脚を両手で垂直方向にたくし上げるように保持させる。
▶ 術者は外側の腹膜を切開し，頭側は総胆管近傍まで，尾側は肝結腸靭帯まで十分に切開しておくと，結腸肝彎曲部が授動される。
▶ オクトパスリトラクターで胆嚢ごと肝床部を頭側に圧排し，第二助手には授動された結腸肝彎曲部を腸ベラで尾側に圧排させると良好な視野が展開される（図5）。

図5 術野形成

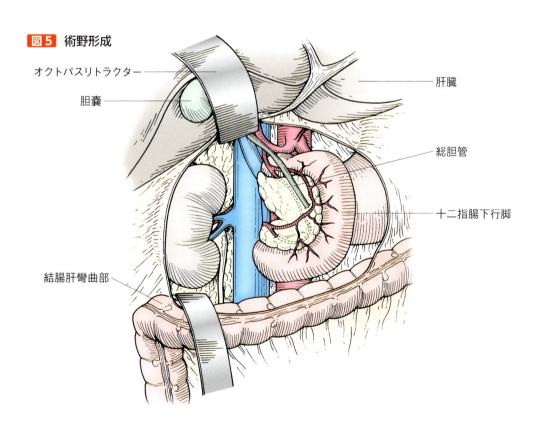

Q 十二指腸の授動開始はどこから行うのか？ うまい入り方は？
▶十二指腸下行脚の中ほどあたりから，剥離を開始する．十二指腸下行脚の漿膜を損傷しないように壁沿いに剥離を進めていくと出血しない．

Q 十二指腸の授動はどこまでするのか？ ランドマークは？
▶病期診断目的の場合は，大動脈前面が視認できるまでの剥離とする．完全郭清が目的の場合は，頭側は左腎静脈の上縁まで，尾側は下腸間膜動脈まで，左側は左腎静脈より分岐する左精巣・卵巣静脈まで剥離しておく（図6）．

Q 十二指腸の授動のコツは？
▶後腹膜との癒合組織を剥がすので，切開より剥離操作を多用する．

Q 十二指腸の授動のピットフォールは？
▶正しい層に入らず，十二指腸寄りに入ると漿膜損傷のリスクがあり，後腹膜寄りに入ると下大静脈の損傷や大動脈から分岐する精巣・卵巣動脈を損傷し，時に大出血を招くおそれがある．剥離層がよくわからなくなったときは，オリエンテーションが明確になるまで先に進めないことが重要である．

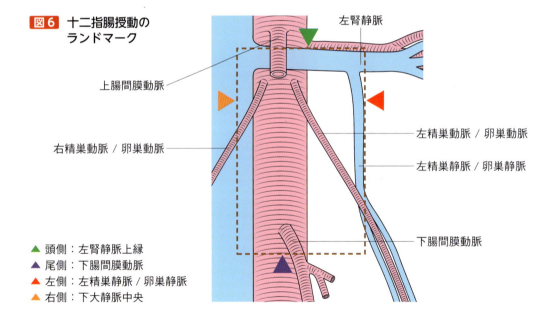

図6 十二指腸授動のランドマーク
▲ 頭側：左腎静脈上縁
▲ 尾側：下腸間膜動脈
▲ 左側：左精巣静脈／卵巣静脈
▲ 右側：下大静脈中央

Knack 大網切除

- これまで，大網切除を行う意義は，網嚢内を走行するリンパ管を系統的に郭清するためであり，網嚢切除の一環として考えられてきた．しかしながら，進行癌に対する網嚢切除の意義はランダム化比較試験で否定されたため，大網切除が腫瘍学的な見地から必要かどうかは不明である．
- 実臨床では，T2までの病変では温存，T3以深の病変では切除している．横行結腸中央から左側寄りでは，大網と結腸の付着部は疎で容易に網嚢内に入りやすく，これを左右に広げて切除する．

Focus 2 大彎左群の郭清

1. 手技のスタートとゴール
- 左胃大網動脈（LGEA）の根部を確実に視認し，この末梢で結紮切離する。

2. 手技の習得

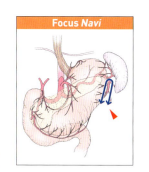

Focus Navi

- **手技の概要**

  L 領域に位置する病変の No.4sb は，胃癌取扱い規約第 13 版では 3 群だが，M 領域では 1 群に相当する。進行胃癌で M 領域の特に大彎に位置する病変は，左胃大網動静脈（LGEA/V）および脾門部へ転移をきたす可能性があり，No.4sb に転移が疑われる症例では迅速病理診断に提出し，陽性の場合は脾摘を考慮する。

- **手技習得のポイント**

  LGEA の分岐部位には，①脾動脈本幹分岐，②下行枝分岐，③下極枝分枝とバリエーションが多いことを念頭におく（図7）。

図7 LGEA の分岐部位のバリエーション

SPA：脾動脈
LGEA：左胃大網動脈

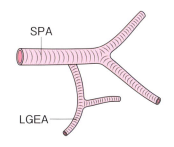
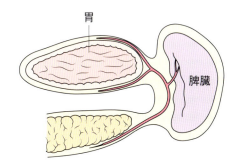

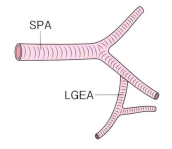
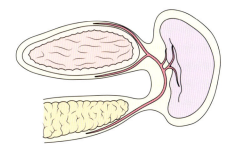

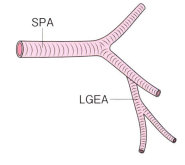
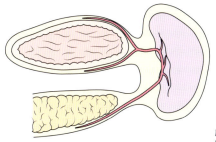

［出雲井士朗，ほか：癌根治手術のための臨床解剖学的基盤 胃癌（その 5），手術編．外科診療 1978; 20: 815-25. より引用改変］

3. アセスメント

Q 術野形成はどのように行うのか？

▶術者は胃壁とLGEA領域の郭清リンパ節を，第二助手は脾門部の膵尾部を左手（視野が狭い場合は細いスパーテル）で尾側やや左側方向に牽引する．

Q 郭清はどこから行うのか？　うまい入り方は？

▶末梢側からアプローチする場合は，No.4sbとNo.4saの間にある無血管野を求め（図8），この間に切開を加え，郭清すべき脂肪織を一括して術者が左手の指間（示指と中指）で挟み込み，手前に軽く牽引して視野を形成する（図9）．

▶中枢側からアプローチする場合は，網嚢切除の要領で結腸間膜前葉から膵被膜剥離の層に乗り換え，頭側に剥離を連続すると，膵尾部で脾動脈本幹を確認でき，これを末梢側に追う．

図8 No.4sbとNo.4saの間にある無血管野

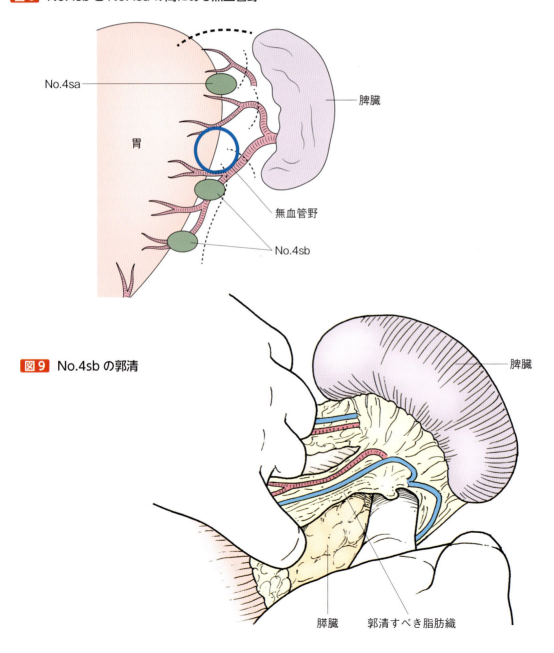

図9 No.4sbの郭清

Q 郭清はどこまでするのか？ ランドマークは？

▶脾動脈本幹，下行枝，下極枝の3血管は，間膜に適度な緊張を加えて術野を展開できれば，各々の走行は視認が容易であり，LGEA の根部も確認しやすい．大網温存の場合は，大網枝の分岐後に LGEA を結紮切離する．

Q 郭清のコツは？

▶比較的腹腔の深い部位での操作になるため，柄付きタオルによる十分な脾臓のリフトアップを行い，不要な脾臓の出血を最小限にする．

Q 郭清のピットフォールは？

▶動脈の分岐が不明で，下極枝ごと結紮切離すると，大きな合併症には至らないものの，脾臓下極が一部阻血変色する．また，過度な牽引は脾門部の被膜損傷・出血を惹起するため，愛護的かつ適度な緊張を胃脾間膜に加える．血管は結紮切離が基本だが，深部結紮が困難な肥満患者や体腔の深い患者では，エネルギーデバイスにより二重にシーリングして切離するほうが，分枝に不要な緊張がかからず出血を回避できる．

Focus 3 幽門下部の郭清

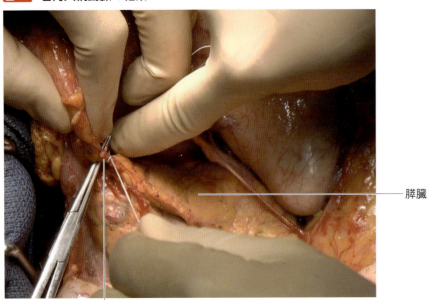

1. 手技のスタートとゴール
- 右胃大網動静脈（RGEA/V）の走行・分枝を確認し，根部で確実に結紮切離する（図10）。

図10 右胃大網動脈の結紮

膵臓

右胃大網動脈

2. 手技の習得

● 手技の概要
静脈は，上腸間膜静脈（SMV）から分枝する RGEV を視認し（図11），前上膵十二指腸静脈（ASPDV）が分岐した後の部位にて結紮切離する。これより頭側のリンパ節を No.6 として郭清する。No.14v は No.6 に明らかな転移がある場合には郭清するが，転移陽性例の予後は不良である。動脈は，十二指腸球部後面と膵前面の間で胃十二指腸動脈（GDA）を見つけ，末梢に辿って，前上膵十二指腸動脈が分岐した右胃大網動脈を結紮切離する。（▶1）

● 手技習得のポイント
横行結腸間膜を十分に剥離し，RGEV の根部が確実に露出できる。

(動画時間 3：05)

3. アセスメント

Q　術野形成はどのように行うのか？

▶ 術者は左手で，胃壁と RGEV 領域の郭清リンパ節を垂直やや頭側方向に牽引し（x 軸），第二助手は結腸間膜を左右の手で扇状に尾側へ展開（y 軸，z 軸）する。第一助手は郭清組織の近傍を軽く把持し，結紮や止血に備える（図12）。

Q 郭清開始はどこから行うのか？ うまい入り方は？

▶開腹手術は腹腔鏡下手術に比べて自由度が高いため，結腸の剥離授動は容易で，かつ，剥離後の結腸を尾側方向に牽引しやすいので，郭清前に結腸間膜前葉と膵頭部を十分に剥離しておく（図12）。

図11 幽門下の静脈

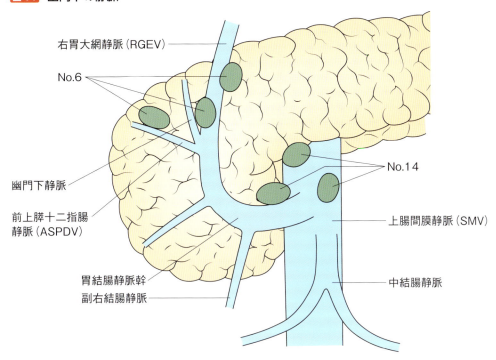

図12 術野形成

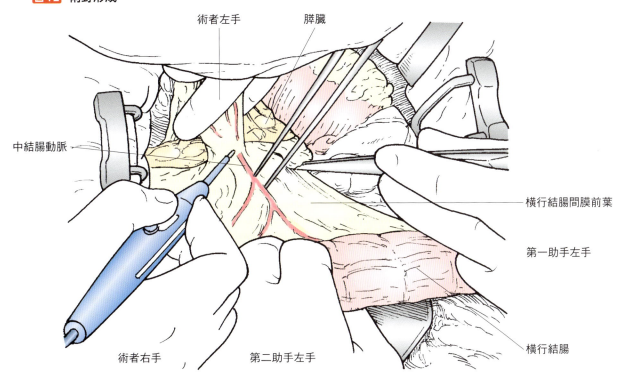

▶ 内臓脂肪の少ない症例で，RGEV と ASPDV の走行がわかりやすい場合は直接分岐部を求めてもよいが，肥満症例やオリエンテーションがつきにくい場合には，まず網嚢切除の層で結腸間膜前葉を剥離して中結腸静脈を中枢に追い，SMV を確認する。この際，横行膵動脈後大網枝が切除側に入っていれば，剥離操作中に不要な出血はなく正しい層で剥離できており，胃結腸静脈幹から分岐する RGEV のトレースが容易である。

Q 郭清はどこまでするのか？ ランドマークは？
▶ ASPDV と RGEV の分岐部がランドマークとなる。

Q 郭清のコツは？
▶ 術者は左手で，郭清組織と主要血管を垂直頭側方向に適度な緊張をもって牽引することが手術操作を容易にする(図12)。

Q 郭清のピットフォールは？
▶ RGEV に膵実質から細い枝が数本流入するため，不用意に鉗子で RGEV をすくいにいくと思わぬ出血をきたす。十二指腸球部後面の球後動静脈は，ていねいに結紮切離しておくと，十二指腸の「首」が伸び，後の十二指腸切離・吻合・埋没操作等が容易になる。膵鉤部は一部凸状に突出したり，RGEV を巻き込んでいたりするため，郭清組織と見間違えて切り込むと術後膵液瘻を合併するので，郭清リンパ節か膵実質かをよく見極める。

Knack 小網開放・右噴門と腹腔動脈周囲リンパ節の郭清範囲決定

● 小網を開放し，尾状葉と肝左葉をオクトパスリトラクターで頭側へ圧排し，横隔膜右脚に沿って，No.9 の郭清ラインを決定する。早期胃癌では肝付着部より尾側寄りで小網を切開し，小網内を横走する肝枝を温存する。左副肝動脈がある場合は，原則結紮切離する。

Focus 4　幽門上部の郭清

1. 手技のスタートとゴール
- 右胃動脈（RGA）を根部で結紮切離し，No.5 を郭清する。

2. 手技の習得

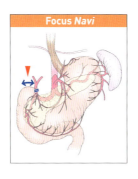

● **手技の概要**
右胃動静脈（RGA/V）を根部で結紮切離し，十二指腸切離に備えて，上十二指腸動静脈（SDA/V）も数本処理しておく。（▶②）

● **手技習得のポイント**
(1) 郭清に先立ち，固有肝動脈（PHA）右側を郭清右縁とし，肝十二指腸靱帯に逆コの字の切開を加えておく（図13）。
(2) RGA の立ち上がりはバリエーションが豊富なため（図14），固有肝動脈（PHA），総肝動脈（CHA），胃十二指腸動脈（GDA）と，その合流点を確認し，RGA の根部で確実に結紮切離する。

（動画時間 3：03）

図13 肝十二指腸靱帯の逆コの字の切開

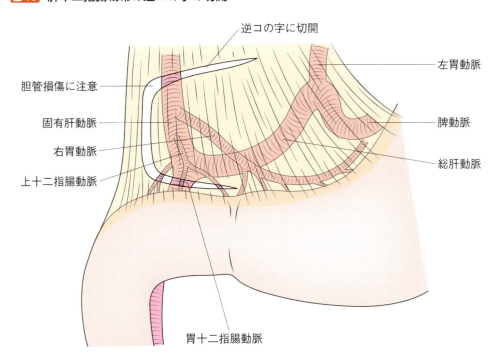

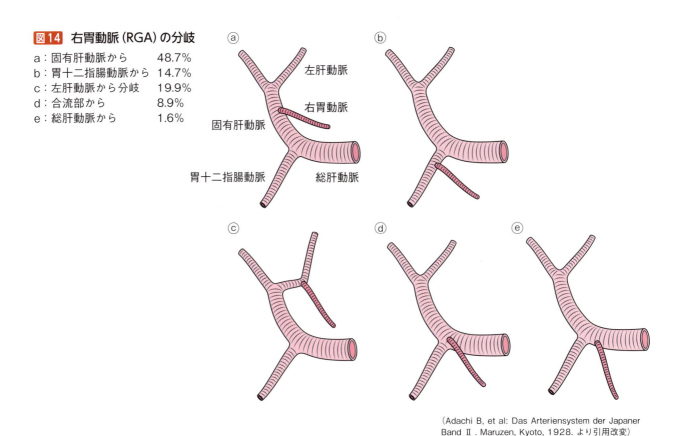

図14 右胃動脈（RGA）の分岐
a：固有肝動脈から　　48.7%
b：胃十二指腸動脈から　14.7%
c：左肝動脈から分岐　　19.9%
d：合流部から　　　　　8.9%
e：総肝動脈から　　　　1.6%

（Adachi B, et al: Das Arteriensystem der Japaner Band Ⅱ. Maruzen, Kyoto, 1928. より引用改変）

3. アセスメント

Q 術野形成はどのように行うのか？

▶第二助手は肝十二指腸靭帯を直線化し，胃と十二指腸をこれと直交するように左右に牽引して展開する。

Q 郭清はどこから行うのか？ うまい入り方は？

▶RGAと上十二指腸動脈（SDA）の末梢の間で小網を切開し，幽門輪直上で肛門側に向かってていねいにSDA/Vの枝を結紮切離する。Focus3の十二指腸球部後面のアプローチで，数本SDA/Vの末梢側を切離していると，腹側から胃十二指腸動脈（GDA）を直下に視認しやすくなる。

Q 郭清はどこまでするのか？ ランドマークは？

▶胃十二指腸動脈（GDA）の右縁で肝門部に向かって剥離を連続し，先の郭清ラインの上縁につなげ，これを患者左側に向かって剥離していく。上十二指腸動静脈（SDA/V）は根部で再度結紮切離するため，2度切りする形になる。最後にRGA根部が残る形となる（図15）。

Q 郭清のコツは？

▶上十二指腸動静脈（SDA/V）を数本処理した後は，第二助手に胃をやや腹側尾側に挙上するように把持させると，RGAの走行がより明確になり根部を求めやすい。

Q 郭清のピットフォールは？

▶RGAは立ち上がりにバリエーションがあるため，根部がどこかを明らかにしてから結紮切離する（図14）。左肝動脈分岐の場合（図14c），左肝動脈を誤って結紮切離すると，術後に肝左葉の重度な虚血を招く。

図15 郭清範囲

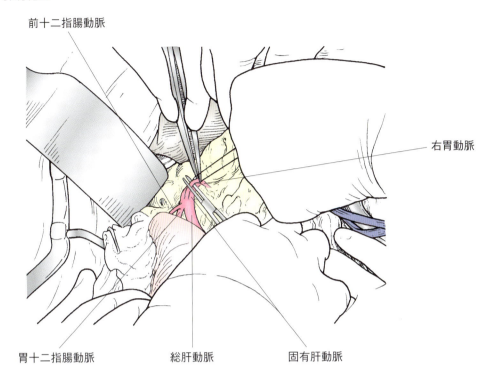

前十二指腸動脈
右胃動脈
胃十二指腸動脈
総肝動脈
固有肝動脈

Knack 十二指腸切離

- Billroth Ⅰ法再建であれば幽門輪のすぐ肛門側で切離し，吻合の縫い代分を確保する。Roux-en Y法再建であれば3列の自動縫合器で切離し，漿膜筋層結節縫合で補強しておく（図16）。上十二指腸動静脈（SDA/V），十二指腸球後動静脈を結紮切離しておくと，十二指腸の「首」がよく伸びる。

図16 十二指腸の切離（自動縫合器による）

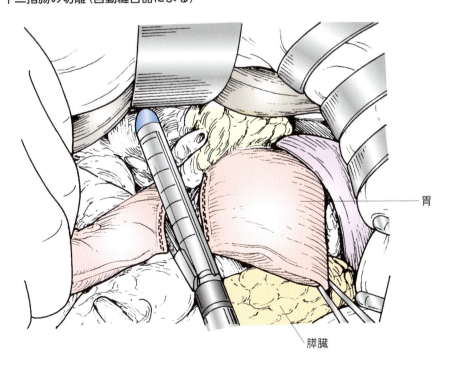

胃
膵臓

Focus 5 膵上縁の郭清

1. 手技のスタートとゴール

- D1＋であればNo.8aとNo.9，D2であれば，これに加えて門脈と脾静脈（SPV）を露出しNo.12aとNo.11pを郭清し，左胃動脈（LGA）を根部で2重結紮する（図17）。

図17　左胃動脈の結紮

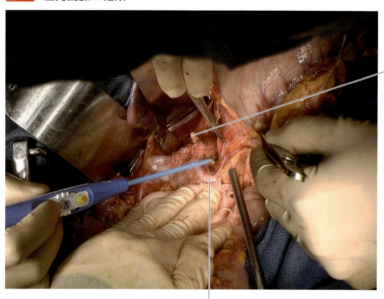

左胃動脈断端

脾動脈

2. 手技の習得

- **手術の概要**
  固有肝動脈（PHA），総肝動脈（CHA），脾動脈（SPA）をトレースし，No.12a，No.8a，No.11pを郭清する。（▶3）

- **手技習得のポイント**
  (1) LGA，CHA，SPAからなる「人」文字を意識する（図18）。
  (2) LGAを軸に左右に位置する郭清組織を根部に集約するように剥離をすすめる。
  (3) 左胃静脈（LGV）の走行は術前画像で流入パターンを確認しておく（図19）。

(動画時間 3：04)

3. アセスメント

Q　術野形成はどのように行うのか？

▶ 2つのオクトパスリトラクターの一方を尾状葉に，もう一方を挙上し頭側に翻転した胃後面にかけて左肝下面ごと頭側に圧排すると，LGAが垂直方向に牽引され，「人」文字の視野が形成される（図20）。第二助手は折りたたんだガーゼで膵体部を愛護的に尾側やや背側に牽引し，膵上縁を走行する総肝動脈（CHA）と脾動脈（SPA）が視認しやすいよう場を展開する。

図18 左胃動脈，総肝動脈，脾動脈の分岐

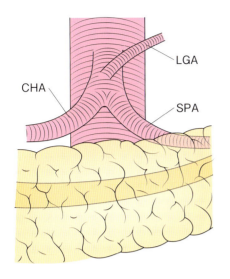

図19 LGVの流入パターン
① 門脈　　　　　70%
①' SP接合部　　　10%
② または③ 脾静脈　20%

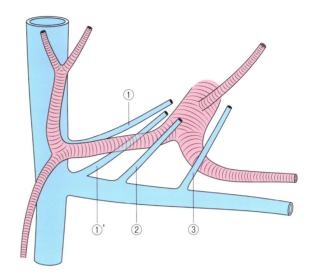

（笹子三津留：手術に必要な局所解剖学．垣添忠生監，笹子三津留編，新癌の外科－手術手技シリーズ3 胃癌．メジカルビュー社，東京，2002; p10, 図16. より引用改変）

図20 術野形成

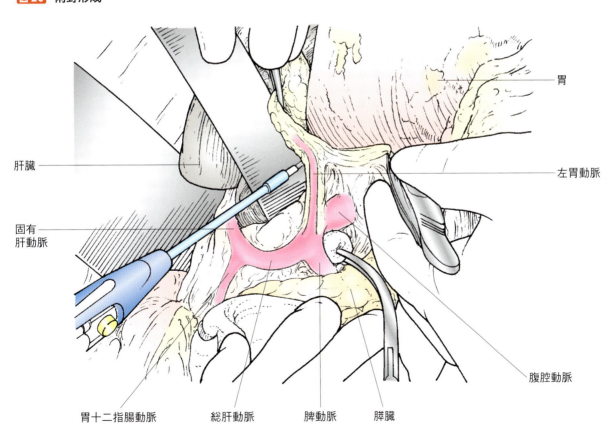

Q 郭清はどこから行うのか？ うまい入り方は？

▶ 右側は Focus 4 で露出しておいた胃十二指腸動脈(GDA)・固有肝動脈(PHA)・総肝動脈(CHA)の合流点からLGA根部に向かって剥離を進める(図21, 22)。左側は，脾動脈(SPA)が中枢から末梢にかけて，頭側にいったん蛇行することが多いため，郭清左縁でまず動脈を確保し，これを尾側に牽引すると，背側を走行する脾静脈(SPV)を確認しやすい(図23)。

Q 郭清はどこまでするのか？ ランドマークは？

▶ D1+であれば，No.8aの右側縁からLGA根部へ，D2であれば右側は門脈左壁，左側は脾動脈(SPA)の半ば，頭側は Knack (p.58)で述べた横隔膜右脚のラインを郭清範囲の目印とする。

Q 郭清のコツは？

▶ 上十二指腸動静脈(SDA/V)を数本処理した後は，第二助手に胃をやや腹側・尾側に挙上するように把持させると，RGAの走行がより明確になり根部を求めやすい。

Q 郭清のピットフォールは？

▶ 膵実質の上縁のリンパ節郭清において，総肝動脈(CHA)と膵上縁に間隙が広い症例では，時に総肝動脈(CHA)の背側に迷入し，門脈あるいは脾静脈に衝突して出血を招くことがあるので注意する。

▶ 門脈左壁が肝門部で確認できない場合は，無理に鉗子やエネルギーデバイスで剥離操作を続けると門脈損傷や流入する左胃静脈(LGV)を損傷して大出血を招く。総肝動脈(CHA)をテーピングし，これを尾側に牽引すると総肝動脈(CHA)から固有肝動脈(PHA)へ移行する場所で門脈を確認できることも多い(図21, 22)。

▶ No.11p郭清の左縁は後胃動脈(PGA)の根部ではなく，脾動脈(SPA)の半ばである。PGAや脾上極枝がSPAの中枢側で早期に分岐する場合がある。脂肪に埋もれて，これらの動脈の走行がわかりづらい症例では，同名動脈(脾上極動脈)を損傷することがあるので注意する。

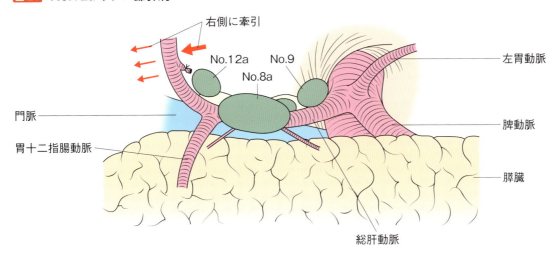

図21 No.12a リンパ節郭清

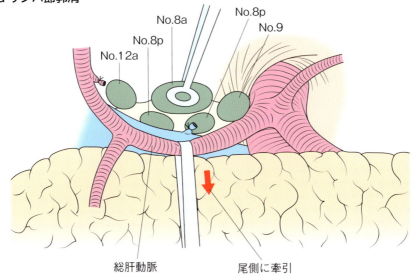

図22 No.8a リンパ節郭清

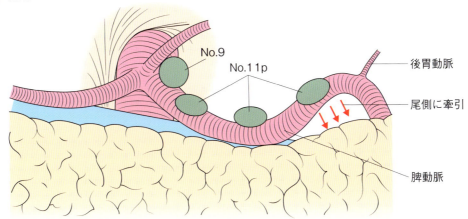

図23 No.11p 郭清

Focus 6 左胃動脈の切離

1. 手技のスタートとゴール

- 胃の血流を供給する動脈のなかで，最重要血管である左胃動脈（LGA）を2重結紮切離する。腹腔動脈の分岐形態における亜型と頻度を記憶し，術前に分枝の仕方を画像にて十分に確認しておく（図24）。
- 迷走神経後幹から分岐する腹腔枝も分岐形態に亜型がある。80％近くは根部で左胃動脈（LGA）に絡みつくように走行する（三輪分類）（図25）。早期癌では温存し，進行癌では切離する。

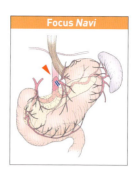

図24 腹腔動脈の分岐形態

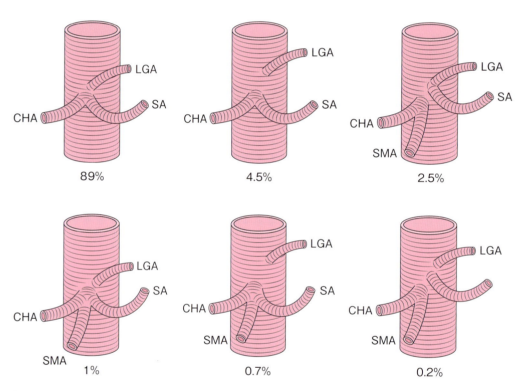

（Favelier S, et al: Anatomy of liver arteries for interventional radiology. Diagn Interv Imaging. 2015; 96: 537-546. より引用改変）

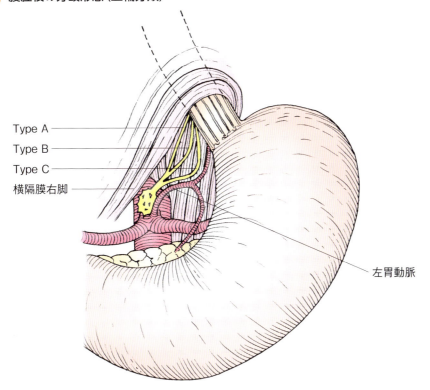

図25 腹腔枝の分岐形態（三輪分類）

Type A：横隔膜右脚前面を下行する
Type B：Type A と Type C の中間を走行する
Type C：左胃動脈に伴走する

（三輪晃一，ほか：胃癌手術の神経温存．外科治療 1993; 69: 488 図6. より引用改変）

2. 手技の習得

- **手術の概要**
  左胃動脈（LGA）の根部を露出し，確実に2重結紮して切離する。
- **手技習得のポイント**
  (1) 膵上縁の郭清に引き続き，手術操作を行う。
  (2) 不完全な膵上縁のリンパ節郭清は，かえって腹腔動脈（CA）から分岐する脈管の解剖を不明瞭とするため，目印となる総肝動脈（CHA）や脾動脈（SPA）の分岐走行を確認し，双方の血管に沿って末梢側から中枢側に辿り左胃動脈（LGA）の根部を求める。

3. アセスメント

Q 術野形成をどのように行うのか？

▶術者は左手で，左胃動脈（LGA）のやや末梢側の血管茎を垂直方向に牽引し，第二助手は膵臓を尾側やや背側に牽引して，「人」文字の血管走行が認識しやすい場を形成する。D2相当の膵上縁郭清が終了していれば，動脈周囲の組織はすでに外れており，術野形成は難しくない。

Q 左胃動脈周囲の剥離はどこから，どのように行うのか？

▶左胃動脈(LGA)の右側は，No.12a～No.8a～No.9の郭清を連続して行い，固有肝動脈(PHA)～総肝動脈(CHA)沿いに中枢に向かって剥離を進めることにより，左胃動脈(LGA)の右側壁を容易に露出することができる。続いて，左胃動脈(LGA)の左側は，No.11pの郭清遠位端［脾動脈(SPA)の1/2］から脾動脈(SPA)沿いに中枢に向かって剥離し，左胃動脈(LGA)の左側壁を露出する。

Q 左胃動脈の処理はどのように行うか？

▶胃を栄養する主要血管のなかで，最も太く血管内圧も高いため，2-0以上の太い糸で確実に2重結紮する。左胃動脈(LGA)からの出血は時に致死的となるため，十分に留意する。

Q 左胃動脈の処理の際のピットフォールは？

▶動脈周囲の神経を必要以上に剥離すると，時に動脈壁を損傷し出血をきたす。また，根部を後腹膜方向へ深く剥がしすぎると，両側の下横隔動脈を損傷し出血をきたすこともある。左胃動脈(LGA)は動脈圧が高く，止血に手間取ると出血量もかさむため，慎重に剥離する。

Knack 右噴門・小彎の郭清

- 腫瘍の位置を確認し，小彎の切離予定線より口側から噴門にかけて，胃上部小彎リンパ節(No.1/No.3)の郭清を行う。Focus 6 に連続して，胃を翻転した状態で後壁のリンパ節を胃壁から遊離しておき（図26），胃を本来の位置に戻して前壁から郭清して挟み撃ちにする（図27）。
- 血管の根部でていねいに結紮切離し，胃壁に付着するリンパ節を取り残さないことが重要である。エネルギーデバイスでの郭清は容易だが，漿膜筋層を損傷して深く入りすぎる場合があるので注意する。

図26 胃を翻転して後壁から郭清

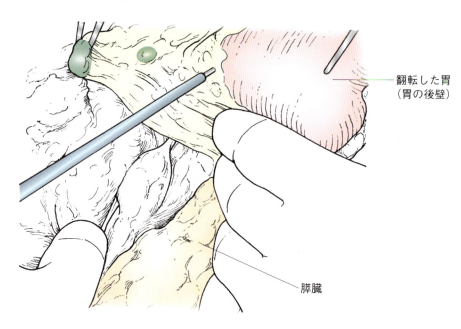

翻転した胃（胃の後壁）

膵臓

図27 胃を戻して前壁から郭清

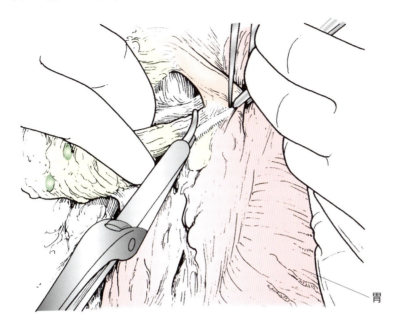

Knack 胃切離

- ステープラーは3列のものがより強度が高い。病変の位置や胃の厚みに応じて，カートリッジの長さやステープルの高さを使い分ける（図28）。切離端は補強と癒着防止目的に漿膜筋層縫合にて埋没閉鎖しておく。

図28 胃の切離

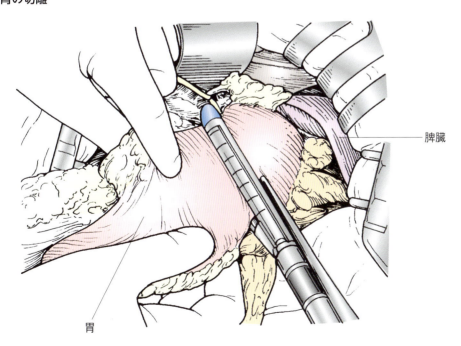

Knack 再建

- 残胃容量が保たれ，余裕をもって十二指腸と吻合ができる場合は Billroth Ⅰ法を選択する（図29）。残胃と十二指腸との距離が長い症例では，十二指腸授動を行っても，吻合部にかかる緊張による縫合不全や十二指腸液の逆流による残胃炎の頻度が高くなるため，Roux-en Y法が推奨される。Roux-en Y法では，結腸後経路を基本とするが（図30），極小残胃では胃空腸吻合部が結腸間膜の尾側に固定できない場合があり，挙上空腸の動きが間膜により制限される場合があるので，結腸前経路を選択する（図31）。

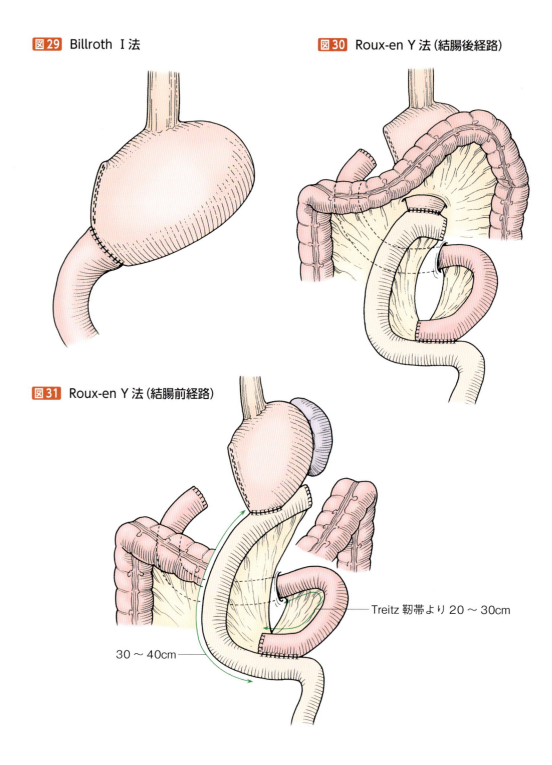

図29 Billroth Ⅰ法

図30 Roux-en Y法（結腸後経路）

図31 Roux-en Y法（結腸前経路）

Treitz 靱帯より 20〜30cm

30〜40cm

Knack ドレーン留置

- 出血・縫合不全・膵液瘻等の発症を予見する情報目的と，合併症発症時の治療目的を兼ねてドレーンを吻合部近傍/郭清部位に留置する。縫合不全や膵液瘻が起きた場合は，治療用ドレーンになることも念頭におき，逸脱がないよう適切な位置に留置する。ドレーンは硬さ，太さ，形状，副孔の有無，管壁内の細孔の有無等，種類が豊富であり，それぞれの利点・欠点を理解しておく。

Knack 閉腹

- 白線の中心で開腹できていれば，腹直筋へ針糸を大きくかける必要はなく，閉腹は容易である。モノフィラメント合成吸収性縫合糸を使用し，創縁下端からと，創縁上端からの双方向から針糸をかけて，連続縫合にて閉腹する。開腹歴があり，腹壁が脆弱な場合は，術後に腹壁哆開を起こす危険性があるため，結節縫合で閉腹する。白線がしっかり拾えていれば，腹膜は寄ってくるので，腹膜を取ることによる虚血や癒着などを防ぐため，必要以上にバイトを多くとらない（図32）。皮膚はモノフィラメントの吸収糸にて埋没縫合閉鎖する。

図32 閉腹

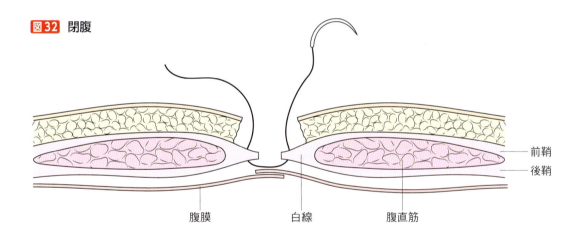

トラブル・シューティング！

Q 術中出血の好発部位はどこか？
- 脾臓（脾門部，被膜損傷）
- 左胃大網静脈（RGEV）根部（膵枝）
- No. 8a と膵実質間
- 左胃静脈（LGV）
- No. 11p と膵実質間

Q 術中出血の原因は？
- 術者の過度な牽引，癒着剥離が不十分，主要脈管の枝の引き抜け
- 膵実質に流入する膵枝の確認が不十分
- 太めの交通枝の切離
- 流入部位誤認による切離
- 早期分岐の脾動脈上極枝（脾上極動脈），後胃枝の切離，蛇行する脾動脈本幹の損傷

Q 術中出血の予防のためには何をすべきか？
- 血管走行の亜系をよく理解しておく。術前画像診断で走行を再度確認しておき，ナビゲーションシステムがあれば活用する。解剖学的なオリエンテーションがつかないときは，手術操作をいったん中止し，見切りで手術を進めない。細い血管でも止血に難渋することもあるため，ポイントとなる血管では十分注意する。

Q 出血時の対応は？
- まずは，組織の緊張を解き圧迫止血する。しかしながら，圧迫のみで止血が得られることも多い。圧迫している間に，止血準備を整え，圧迫をゆっくりと解除して出血点を確認する。止血点をピンポイントで摘まむことができれば凝固あるいは鉗子で把持し結紮する。
- 出血点が不明，または組織が脆く攝子で出血部位を把持できない場合は，血管の太さに応じて，合成非吸収性モノフィラメント縫合糸を片針にし，出血点にＺ字縫合をかけて，糸に軽く緊張をかける。出血点に正確に針糸がかかっていれば，この状態で止血が得られるので，あとは確実に結紮して止血する。
- 万が一，止血が得られない場合は，この糸を支持糸とし，助手に出血部位を吸引させ，出血点を再度詳細に観察して同様の手技を繰り返す。慌てず確実に止血を行う。

Column

「消化器外科医ですと名乗る。」

　筆者が医学部を卒業したころは，臨床研修医制度のない時代であった。外科医局に入局したその日から，「外科医」を名乗ることはできたわけだが，実際にはよちよち歩きが始まった程度で，オーベンの指導の下，時に冷や汗をかきながら，鼠径ヘルニア・虫垂炎・痔核などの基本手術と日々格闘していた。お世辞にも"外科が専門です"と言えるレベルではなかった。胃癌の定型手術を初めて執刀したときに，ようやく"消化器外科医をやっています"と人様に向かって言ってもいいかなと思えるようになった。胃癌の手術は立体的で，血管走行も複雑であり，1つとして同じとなる手術はない。腹部外科のエッセンスが詰まった術式として，これから外科医を目指す若い先生には，是非習得してもらいたい手技である。

開腹下胃全摘術

川島吉之，江原一尚　埼玉県立がんセンター消化器外科

> **! 手術手技マスターのポイント**
> 1．安全な膵上縁および脾門部のリンパ節郭清を行うために，脾動静脈の血管走行を十分に理解する。
> 2．膵液瘻の発生がなく，かつ必要十分なリンパ節郭清を行うために，神経外側の層や，脂肪と膵実質の境界を認識して，膵臓の実質損傷を防ぐ。
> 3．縫合不全のない食道空腸吻合を行うために，食道裂孔付近の解剖を理解して，食道を損傷することなく周囲のリンパ節を郭清する。
> 以上の3点を学んでもらう。
> 4．アドバンス編では，膵臓および脾臓を損傷なく剥離・脱転してNo.10，No.11dを郭清する手技と，食道裂孔を開大して下縦郭リンパ節郭清を行う手技を紹介する。

略語一覧
- PGA：posterior gastric artery，後胃動脈
- PPG：pylorus preserving gastrectomy，幽門保存胃切除術
- SPA：splenic artery，脾動脈

I 手術を始める前に

1．手術の適応（臨床判断）
(1) 適応となる場合
- 進行癌
  - 食道胃接合部までの距離が5cm以下の病変（大型3型胃癌や4型胃癌）。
  - 食道浸潤が3cm以内の噴門部胃癌もしくは食道胃接合部の進行癌で，No.4dもしくはNo.5郭清が必要な症例。
- 早期癌
  - 胃上部から体部までの広範囲の病変や，多発病変で内視鏡治療適応外のもの。開腹歴があり腹腔鏡手術困難な症例。

(2) 適応としない場合
- 腹腔鏡手術適応病変。
- SiewertⅡ型*の食道胃接合部癌で噴門側胃切除可能な病変。
  （*腫瘍の中心が食道胃接合部の食道側1cm，胃側2cm以内に癌の中心がある腺癌）

2．手術時の体位と機器（図1）
- 仰臥位で両手は開いた体位（図1a）。
- 開創はAlexis® ウーンドリトラクター（アプライドメディカル社），Takasago® ケント

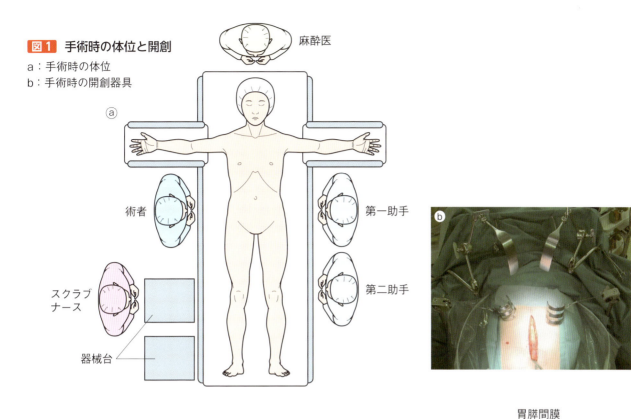

図1 手術時の体位と開創
a：手術時の体位
b：手術時の開創器具

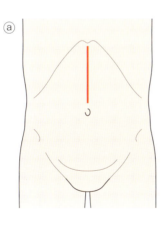
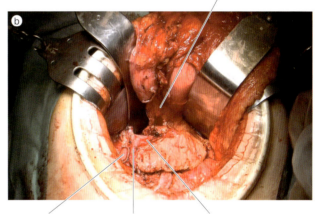

図2 腹壁創と術野
a：腹壁創
b：術野

牽引開創器（高砂医科工業），肝臓などの圧排はオクトパス万能開創器（ユフ精器）の肝臓鉤を使用している（図1b）。

3. 腹壁創（図2）

- 上腹部正中切開で開腹する。切開創は可及的に臍上としている。その理由としては，小腸脱出が少なく，また臍付近の術後癒着を避けるためである。

4．周術期のポイント

(1) 術前

- 正確な術前の Staging，および血管走行を把握する。
  - CT, US で深達度，隣接臓器浸潤（肝臓，膵臓，横行結腸）の有無，領域リンパ節や傍大動脈リンパ節転移腫大の有無を確認する。
  - 3D-CT による血管再構築像作成し，血管の破格の有無，左胃静脈の走行，後胃動脈と脾上極枝の鑑別，腹膜播種の有無を確認している。

(2) 術後
- 重篤な合併症を見逃さないように心掛け，術後早期から経口摂取を開始とする。
  - 経鼻胃管は術後吻合部出血のモニタリング目的で留置し，翌朝抜去とする。
  - 腹腔ドレーン排液中のアミラーゼ値を術後 1，3 日目に測定する。アミラーゼ値が 3000〜5000IU/L 以下で，排液に混濁がなければ術後 4 日目に抜去とする。
  - 飲水は術後 1 日目，食事は術後 3 日目から開始とする。

II 手術を始めよう—手術手技のインデックス！

1. 手術手順の注意点
- 標準的な手術手順を以下に示す。
- 胃癌治療ガイドライン[1]と以下の判断で術式を決定している。
  - 網嚢切除は行わない（JCOG1001）。
  - 大網切除は病変の深達度が SS 以深の場合に行う。
  - 脾摘は病変が胃体上部大彎に存在するとき行う（JCOG0110）。
  - 切除可能な他臓器浸潤は合併切除を行う。
  - P1b 以上の腹膜播種の場合，減量切除は行わない（JCOG0705）。
  - CY1P1a までは切除を施行し，術後に補助化学療法を行う。
  - 単発肝転移症例，No.16a2，No.16b1 転移症例は術前化学療法を施行し，再評価して R0 切除可能と判断した場合に切除を行う。

2. 実際の手術手順

〈参考〉所属リンパ節

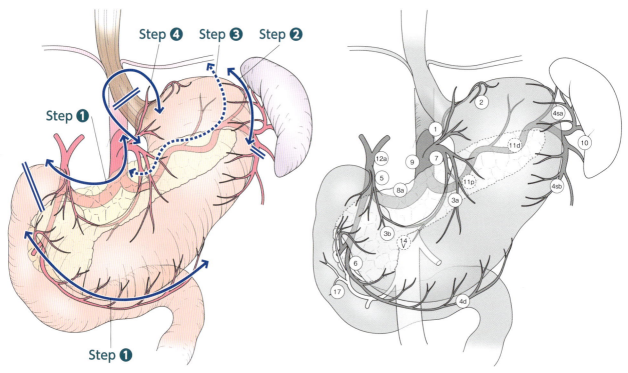

Step ❺　食道空腸吻合

（日本胃癌学会編：胃癌取扱い規約　第 15 版．金原出版，東京，2017．より引用改変）

[Focus は本項にて習得したい手技（後述）]

Step ❶ 幽門側胃切除で行う以下の手順は省略します
　　　　　胃結腸間膜の切離もしくは大網切除
　　　　　右胃大網動静脈の処理，No.6 郭清
　　　　　右胃動静脈の処理，No.5 郭清
　　　　　十二指腸切離
　　　　　膵上縁でのNo7，No.8a，No.9，No.12a 郭清

Step ❷ 胃脾間膜の処理（図A） Focus 1
(p.78)
　　a. 左側大網の切開
　　b. 左胃大網動静脈の処理
　　c. 胃脾間膜と短胃動脈の処理

Step ❸ 膵体尾部における膵上縁リンパ節郭清
(p.80) （図B） Focus 2
　　a. 脾動静脈の確認とNo.11d 郭清
　　b. 脾門部でのNo.10 郭清（脾門前面）
　　c. 脾上極の胃脾間膜処理

Step ❹ 腹部食道露出と切離，食道周囲リンパ節
(p.83) 郭清（図C） Focus 3
　　a. 腹部食道前面の露出
　　b. 腹部食道背側の露出と迷走神経の切離

Step ❺ 消化管再建（食道空腸吻合）（図D） Focus 4
(p.85)
　　a. 腹部食道の授動
　　b. 腹部食道の切離
　　c. アンビルヘッドの挿入
　　d. 吻合操作
　　（Roux-en Y 再建のY脚吻合は省略します）

アドバンス編
(p.87)　a. 膵・脾脱転操作，脾動静脈間リンパ節郭
　　　　　 清，脾切除または膵・脾合併切除（図E）
　　　　　 Focus 5
(p.90)　b. 食道裂孔開大によるリンパ節郭清
　　　　　 （裂孔部No.19，裂孔内No.20と下
　　　　　 縦郭No.110，No.111，No.112）
　　　　　 Focus 6

A：胃脾間膜下縁
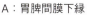
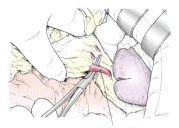
左胃大網動脈

B：膵上縁　　脾臓
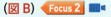

総冠動脈　脾動脈

C：食道周囲剥離
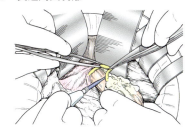

D：食道空腸吻合
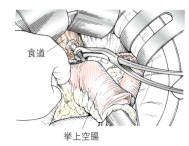
食道

挙上空腸

E：膵・脾脱転
脾臓
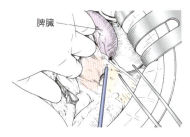

Ⅲ 手技をマスターしよう！

前述の「手術手順」の中でマスターしたい手技に着目！

Focus 1　胃脾間膜の処理

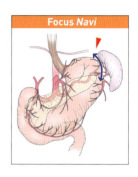

1. 手技のスタートとゴール
- 胃脾間膜下端から脾上極まで処理する（図3〜5）。
- ＊動画症例は後胃動脈の分岐付近から脾動脈上極枝が早期分岐して，脾臓上極に流入している。そのため，脾動脈上極最終枝とそこから出る後胃枝は，脾門部からの短胃動脈とは層が異なり一層深い層から分岐している。

2. 手技の習得

> ● 手技の概要
> 　胃脾間膜下端で左胃大網動静脈根部を露出・処理し，そのまま脾上極に向かって胃脾間膜と短胃動脈を露出・処理する。（）
> ● 手技習得のポイント
> 　(1) 胃脾間膜や大網が脾臓に癒着していることが多い。脾臓の被膜損傷に注意しながら剥離を行う。
> 　(2) 左胃大網動静脈を処理したのち，その高さのまま，脾上極に向かって脾門部の血管を確認して，脾門部を処理する。

（動画時間2：37）

3. アセスメント

Q 切離（剥離）はどこまでするのか？　ランドマークは？

▶脾上極と胃が離れている場合は横隔膜左脚が露出されるところまで胃脾間膜を切離する。近接もしくは癒着している場合は無理をせず，脾動脈上極枝が同定できる範囲まで行えばよい。

Q 切離（剥離）のコツは？

▶左胃大網動静脈，短胃動静脈ともに確実に処理することが重要である。糸による結紮，もしくはシーリングデバイスによる処理のどちらでもよい。一般的に胃脾間膜と短胃動静脈はシーリングデバイスで一括処理すると，短時間に確実に行うことができる。可能であれば術前に3D-CTで血管再構築をして血管走行を確認しておく。

Q 切離（剥離）のピットフォールは？

▶脾門部血管は走行にバリエーションが多いため，脾動脈本幹を誤って処理しないように注意する。脾臓被膜の損傷による出血を生じ下極枝を脾臓側で結紮したり，脾動脈上極枝から分岐する血管を損傷したり，脾動脈上極枝を後胃動脈と誤認して結紮すると，部分的に脾臓への血流が障害される。

図3 胃脾間膜周囲の動静脈処理

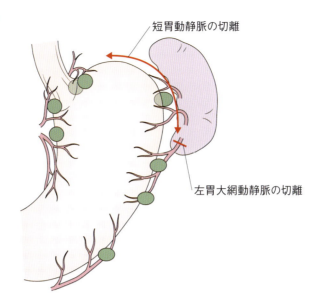

短胃動静脈の切離

左胃大網動静脈の切離

図4 左胃大網動脈根部の処理

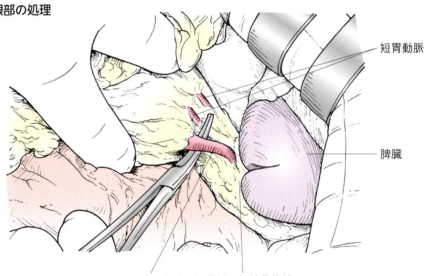

短胃動脈

脾臓

左胃大網動脈　脾動脈下極枝最終枝

図5 短胃動脈の処理

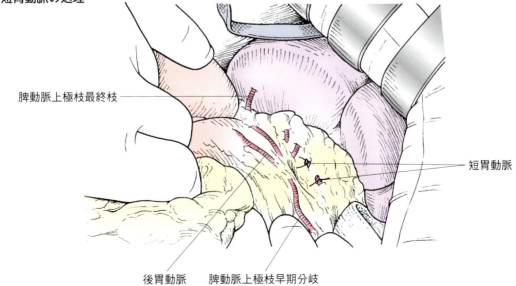

脾動脈上極枝最終枝

短胃動脈

後胃動脈　脾動脈上極枝早期分岐

Focus 2 膵体尾部における膵上縁リンパ節郭清

1. 手技のスタートとゴール

- No.11pからNo.11dと，脾門前面No.10の郭清を行う（図6，7）。
- ＊動画は脾動脈根部から脾門に向かって郭清を進めている。脾動脈上極枝の早期分岐枝は47%に認められる[2]。本症例も早期分岐枝を温存しながら後胃動脈を処理して脾の上極まで郭清を進めている。

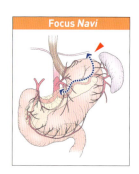

図6 No.11pの郭清

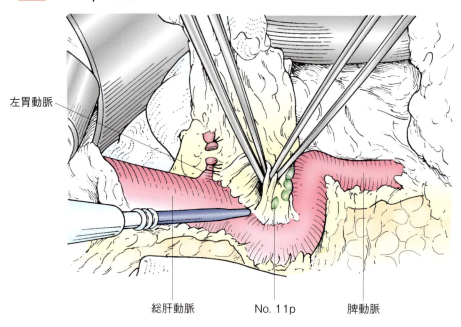

図7 郭清終了後

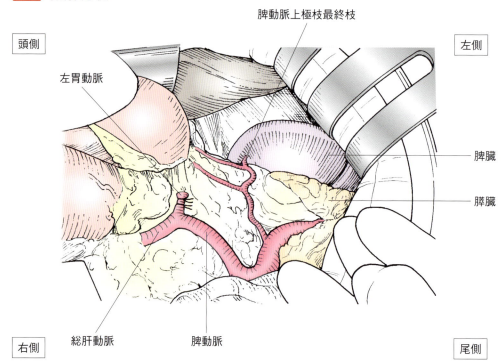

2. 手技の習得

- **手技の概要**
  脾動静脈に沿って膵上縁の No.11d と No.10 を脾門部まで郭清する。(▶️ 2)
- **手技習得のポイント**
  (1) 脾動脈沿いのリンパ節郭清では神経外側の層を意識して行うとよい。
  (2) 脾動脈の走行が直線化されるように，助手に膵臓を内側・背側に転がしてもらうと郭清しやすくなる。

（動画時間2：25）

3. アセスメント

Q 手術創の展開はどのように行うのか？

▶ケント鉤の肝臓鉤や術者左手で，胃背側を頭側・腹側に挙上する。助手の左手で膵体尾部を内側・背側に転がすようにして膵上縁を展開する（図8）。

Q 切離（剥離）のコツは？

▶膵上縁を覆う被膜を摂子で把持し，動脈から浮かせるように軽く引くと，膵実質と郭清すべき脂肪組織との境界，すなわち剥離の層が認識しやすくなる（図6）。また，動脈沿いに郭清する場合は，神経外側の層を意識する。

図8 膵体尾部上縁リンパ節郭清のための術野形成

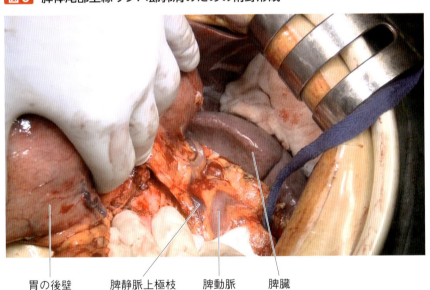

胃の後壁　　脾静脈上極枝　　脾動脈　　脾臓

Q 切離(剥離)のピットフォールは？(図9)

▶膵臓上縁の動脈分岐：脾動脈から直接分岐する後胃動脈は約20%と少ない。一方，脾動脈上極枝の早期分岐は約60%に存在し，径の太い血管は後者の可能性が高い[2]。

▶脾動脈起始部で脾静脈が動脈より腹側に存在する症例が約20%ある[3]。そのため，No.11p郭清の際は脾静脈の走行に注意する。

▶脾動脈が膵臓の背側に潜る部分は膵実質からNo.11pへの血管が存在し出血しやすいので，ていねいに剥離したのちに，シーリングデバイスで切離すると，不用意な出血を予防することができる。

▶膵尾部で脾静脈が脾動脈前面を走行する症例が約40%存在するので[3]，その走行に注意する。脾門部郭清の際，血管に沿って剥離を行い，シーリングデバイスで切離すると損傷なく処理が可能となる。

図9 脾動脈(SPA)の分岐亜型

後胃動脈(PGA)が存在する症例は約20%と少なく、脾動脈上極枝の早期分岐症例が約60%で認める。脾動脈上極枝の損傷に注意する。

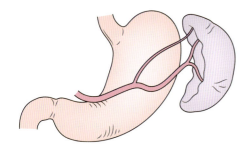

SPA without gastric branch (n=14, 14%)

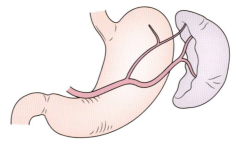

SPA with gastric branch (n=47, 45%)

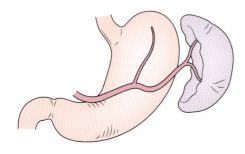

PGA (n=19, 18%)

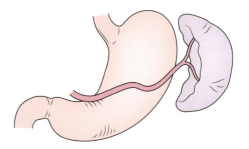

none (n=24, 23%)

(Ishikawa Y, Ehara K, Matsuzawa N, et al: Three-dimensional computed tomography analysis of the vascular anatomy of the splenic hilum for gastric cancer surgery. Surg Today 2018; 48: 841-7. より引用改変)

Focus 3 腹部食道露出と切離，食道周囲リンパ節郭清

1. 手技のスタートとゴール

- 横隔膜右脚前面の剥離から開始し，腹部食道周囲郭清と迷走神経切離を行い，腹部食道を露出する（図10～12）。
- ＊動画は腹部食道周囲郭清症例を示す。

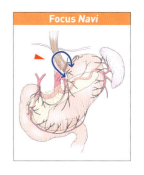

図10 食道の剥離開始

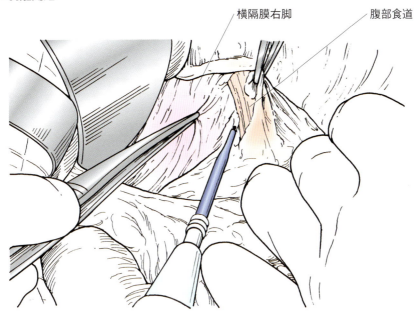

横隔膜右脚　　腹部食道

図11 食道剥離・迷走神経剥離

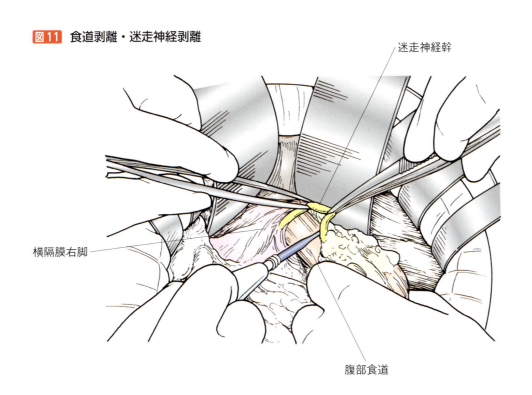

迷走神経幹

横隔膜右脚

腹部食道

図12 食道切離

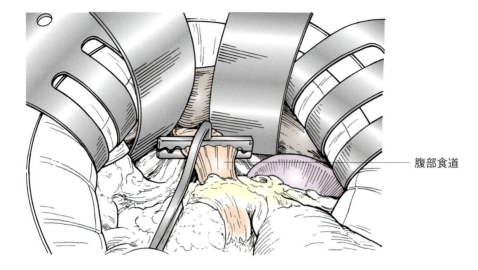

腹部食道

2. 手技の習得

● **手技の概要**
食道裂孔で横隔膜脚から食道を剥離し，食道切離予定部分の露出とその周囲リンパ節を郭清する。（▶3）

● **手技習得のポイント**
(1) 腹部食道と周囲後腹膜との剥離，および周囲リンパ節郭清を行う。横隔膜右脚前面では脂肪織と横隔膜脚との境界を見つけやすい。食道には漿膜がないため，外膜を損傷しないように注意する。
横隔膜脚前面⇒食道腹側⇒背側の順で操作を進めると剥離がしやすい。
(2) 迷走神経前後幹とその分枝を食道損傷することなく切離する。

(動画時間2：53)

3. アセスメント

Q 視野形成はどのように行うのか？
▶胃を尾側に牽引し，肝左葉をオクトパス肝臓鉤にて頭側・腹側に圧排する（図10）。

Q 切離（剥離）はどこまでするのか？ ランドマークは？
▶腹部食道切離の場合には食道裂孔部まで食道周囲を剥離する。

Q 切離（剥離）のピットフォールは？
▶食道周囲の神経，特に左側・腹側の前幹やその分枝は食道外膜に埋もれた状態にあり，剥離操作により食道外膜を損傷しやすい。

Q 切離（剥離）のコツは？
▶食道浸潤を認めない場合には，下縦隔リンパ節郭清は不要である。横隔膜右脚を確認し，そこから食道背側で横隔膜左脚を確認することが重要である。横隔膜右脚内側に沿って脂肪織の剥離を進めると容易に下縦郭に入ってしまうので注意する。その手技はアドバンス編で解説する。

Focus 4 消化管再建（食道空腸吻合）

1. 手技のスタートとゴール

- たばこ縫合器をかけて食道を切離したのち，自動吻合器（サーキュラーステープラー）を用いて食道空腸吻合を行う（図 13 〜 15）。

＊動画では食道空腸吻合を示す。Y 脚吻合は省略する。

図13 アンビルヘッド装着

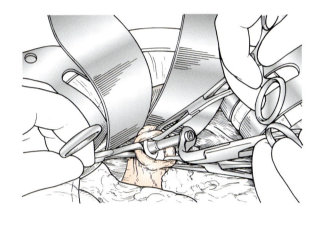

図14 食道空腸吻合（本体装着）

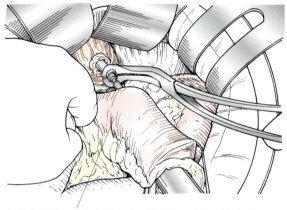

自動吻合器で挙上空腸を咬み込まないように注意する

図15 食道空腸吻合完了

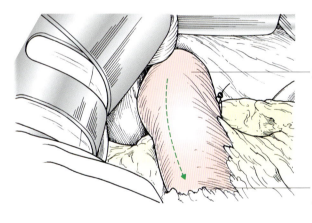

空腸断端は1cm程度突出する

挙上空腸の捻れを予防するため，空腸を横行結腸間膜に固定するとよい

2. 手技の習得

- **手技の概要**
  自動吻合器による食道空腸吻合を解説する。食道切離後，腹部食道にアンビルヘッドを，挙上空腸に自動吻合器を装着して吻合操作を行う。（▶ 4 ）

- **手技習得のポイント**
  (1) 縫合不全を予防するために，吻合部に緊張がかからないように注意する。
  (2) 術後に吻合部狭窄を発生させないように，挙上空腸の作成方法やルートの選択に注意する。

（動画時間 2：57）

3. アセスメント

Q 食道空腸吻合のための挙上空腸の処理部位は？

▶ 空腸処理の部位は，Treitz靱帯から20cm程度肛門側の空腸とし，第2空腸動静脈を有茎にして，緊張なく挙上できる部位とする。Y脚の吻合部位は，逆流が少なくなる距離とされる食道空腸吻合部から40cmを目安にしている。

Q 挙上はどこから行うのか？

▶ 腹膜（播種）再発の可能性が低い場合は結腸後経路を選択し，横行結腸間膜の右側（中結腸動脈左と右枝の間など）を通過するようにしている。SE以深の進行癌は腹膜播種再発の可能性があるため，結腸前経路を選択している。

Q 食道空腸吻合時の注意点は？

▶ 吻合部に強い緊張がかからないように操作を行う。食道壁が肥厚している場合は，自動吻合器で強く挟んで食道外膜筋層が裂けないように注意する（図16）。

Q 吻合のピットフォールは？

▶ 挙上空腸の捻れ：挙上空腸やY脚吻合部は左横隔膜窩に落ち込みやすい。時に屈曲して癒着し，通過障害を起こすことがある。特に脾摘した部位は癒着しやすい。

▶ 捻れ予防のために，結腸後経路の場合には，食道から横行結腸間膜通過部分までの空腸を横行結腸間膜に固定する（図15）。結腸前経路の場合には，横行結腸の自由ヒモや十二指腸断端に空腸を固定することで，左横隔膜窩への落ち込みを予防する。また，脾摘後の後腹膜欠損部に癒着防止シートなどを貼付して，術後の癒着防止を図る。

図16 食道空腸吻合時に腹部食道を損傷した症例
食道壁浮腫や肥厚症例では注意が必要。

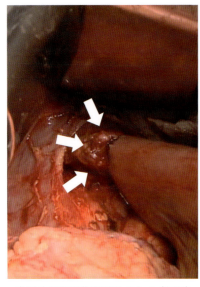
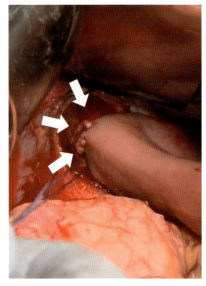

食道右側に裂傷が認められる（矢印）　　裂傷部の修復後（矢印）

| Focus 5 | アドバンス編：膵・脾脱転操作，脾動静脈間リンパ節郭清，脾切除または膵・脾合併切除

1. 手技のスタートとゴール

- 膵体尾部・脾臓を脱転し，背側からNo.11d郭清と脾摘を行う（図17～19）。
＊ビデオはその手技を供覧する。

図17 膵背側の剥離

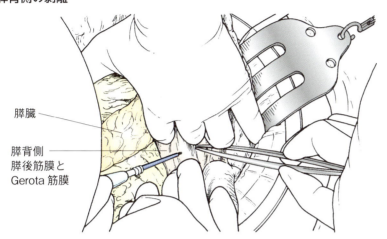

図18 膵後筋膜とGerota筋膜の剥離

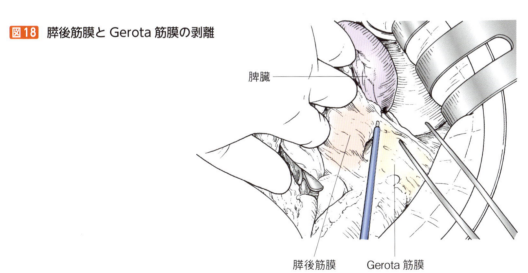

図19 膵背側の郭清

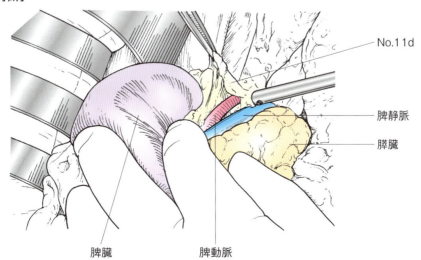

2. 手技の習得

> ● **手技の概要**
> 膵下縁で後腹膜を切開して膵体尾部と脾臓を授動する。脾臓の被膜損傷に注意しながら、脾臓外側の後腹膜を尾側および頭側から切開して膵・脾脱転を行う。その後、背側から No.11d を郭清し、最後に脾動静脈を処理して脾摘を行う。
> (🎥 5, 6)
>
> ● **手技習得のポイント**
> (1) 膵上縁で No.11p および No.11d を先に郭清しておくと、膵・脾脱転を行いやすい。
> (2) 大膵動脈より末梢で脾動脈を処理する。

(動画時間2：50)

(動画時間3：27)

3. アセスメント

Q 創部の展開は？

▶ケント鉤や肝臓鉤で胃の背側を頭側・腹側に挙上する。助手は左手で横行結腸を患者右尾側に牽引して膵体尾部と脾臓を術者側に引き出すことで、膵下縁や脾結腸間膜が処理しやすくなる。

Q 剥離開始はどこから行うのか？ 剥離はどこまでするのか？ ランドマークは？

▶膵下縁で下腸間膜静脈を確認し、その左側から膵下縁の被膜切開を開始する（図17）。
▶膵背側は Gerota 筋膜と膵後筋膜との間隙を剥離する（図18）。脱転時のランドマークとしてはまず脾静脈が確認できる。さらに頭側に脱転を進めると、あらかじめ郭清しておいた膵上縁に達する。
▶脾臓背側も剥離可能で、尾側からは脾上極の背側まで脱転できる。
▶脾上極背側の剥離は、頭側から行うほうが操作しやすい場合が多い。
▶膵・脾を脱転・挙上する際は、後腹膜から膵尾部に流入する静脈が存在することがあるため、損傷しないように注意する。

Q リンパ節郭清と脾切離のコツは？

▶膵体尾部と脾臓の脱転前に、脾動脈中央付近（後胃動脈付近）まで郭清しておく。そうすることで、脱転後の脾門部から膵体部に向かって行う脾動静脈間リンパ節郭清のゴールが設定され、操作を行いやすくなる。
▶脱転後に大膵動脈分岐から脾臓側で脾動脈を本幹もしくは上極枝、下極枝で結紮切離する。その際には非吸収モノフィラメント糸で確実に二重に（一つは刺入結紮する）結紮する。
▶脾静脈も本幹もしくは上極枝、下極枝で二重に結紮切離する。
▶膵尾部と脾臓の間には膵尾動脈や下膵動脈があり、シーリング後切離する。

Q 膵臓の合併切除が必要な場合、切離を考える場所は？（図20）

▶①上腸間膜静脈直上：
いわゆる膵頭十二指腸切除術のラインである。上腸間膜動脈から膵下縁に伸びる動脈枝を処理しておくとよい。

▶②脾動脈根部末梢部：
脾臓が最も厚いところであり，膵切離断端の処理が難しい。膵切離の場合は吸収性縫合補強材付きの自動縫合器（リニアステープラー）を用いて圧挫を5分，その後5分ごとに1cmずつ切り込み，最大で30分かけて圧挫してから切離するとよい（図21）。

▶③膵尾部：
膵切離の際，吸収性縫合補強材付きの自動縫合器で脾動静脈と膵臓を一括処理してもよい。

Q 膵・脾損傷を生じるピットフォールは？

▶脾臓外側から剥離，授動を開始する場合は，Gerota筋膜，膵後筋膜の確認が困難であり，牽引操作で被膜損傷を起こしやすい。基本的には脾臓の下極から上極に向かって授動するとよい。

▶脾臓がうっ血している症例や脾腫を認める症例では，一時的に脾動脈をブルドック血管鉗子で血流遮断すると脾臓のうっ血が解除され，出血のコントロールがしやすくなる（図22）。

▶腹腔動脈左側の副腎内側には，癒合不全帯があり数本の静脈（門脈圧亢進の際に脾腎シャントとなる血管と思われる）があり損傷しやすい。

▶膵下縁から2本程度下膵動脈からの大網枝があり，膵臓が血管に沿って張り出しているため膵臓に切り込みやすい。

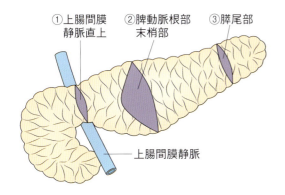

図20 膵臓切離部位

①，③：扁平
②：三角形で厚みあり

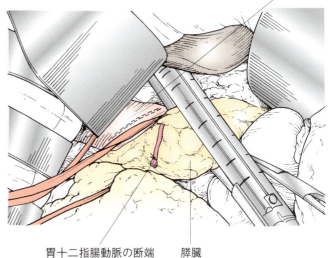

図21 リニアステープルによる膵切除

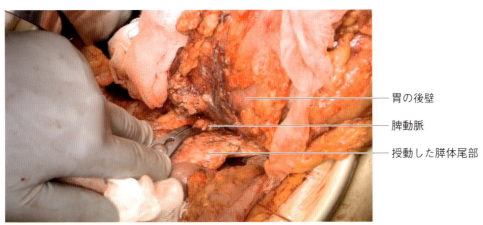

図22 膵体尾部脱転による脾動脈間リンパ節郭清時の出血予防：脾動脈のクランプ

Focus 6 アドバンス編：食道裂孔開大によるリンパ節郭清（裂孔部 No.19, 裂孔内 No.20 と下縦郭 No.110, No.111, No.112）

1. 手技のスタートとゴール

- 食道裂孔を開大した後，裂孔内および下縦隔リンパ節を郭清し，迷走神経幹を切離する（図23, 24）。

＊動画は食道裂孔を開大した症例を示す。

図23 下縦隔リンパ節郭清（右側）

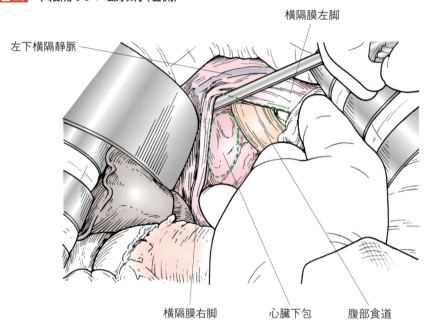

図24 下縦隔リンパ節郭清（左側）

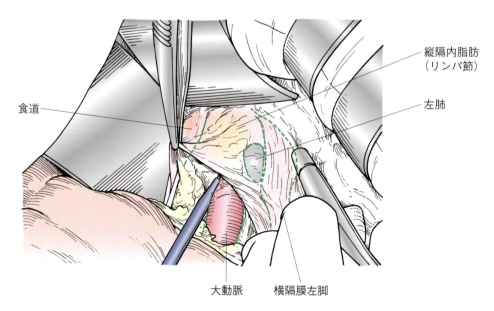

2. 手技の習得

- **手技の概要**
  食道浸潤を認めた場合は食道裂孔を開大し，食道切離および下縦隔リンパ節郭清を行う。(▶7)
- **手技習得のポイント**
  (1) 腹部食道と周囲後腹膜との剥離，郭清を行う。
  (2) 迷走神経の前幹・後幹とその分枝を食道を損傷することなく切離する。
  (3) 食道裂孔を開大し，下縦隔リンパ節郭清を行う。

▶7

(動画時間 2：53，
後半は 0：58 から)

3. アセスメント

Q 視野形成はどのように行うのか？

▶ 肝左葉を横隔膜から授動し，横隔膜脚全体を確認できるようにする。

Q 切離（剥離）はどこまでするのか？ ランドマークは？

▶ 食道裂孔を開大する。開大しても切離範囲まで食道周囲を剥離できない場合は横隔膜腱中心を切開する。裂孔の 0 時方向から心嚢付着部まで切開する。

▶ 郭清範囲のランドマークは，腹側が心嚢，背側が大動脈，側方は左右胸膜とする。食道を中心として各ランドマークまでの脂肪織を郭清すればよい。

▶ 頭側は左下肺動脈付近までの郭清が理想である。しかしながら，通常は困難なことが多い。通常腫瘍から少なくとも 2cm 以上口側の部位で食道を切除する[5]ことになるので，その周囲までを郭清範囲としている。

Q 切離（剥離）のピットフォールは？

▶ 横隔膜腱中心を切開する場合，必要に応じて左横隔膜静脈を切離する。
▶ 下縦隔リンパ節郭清の際に心嚢や胸膜を開放しやすいので注意する（特に左胸膜）。
▶ 右側では心臓下包（infracardiac bursa）が存在するため[4]，切開すると一瞬開胸したと錯覚するが，実際は開胸になることはない。
▶ 開胸しても陽圧呼吸しているため呼吸循環動態の急な変化はないので，開胸に気付かず肺損傷しないように注意する。開胸した胸膜は可能であれば，麻酔科医師に肺を膨らませてもらい，脱気しながら縫合閉鎖するとよい。

Ⅳ　トラブル・シューティング！

1. 術中出血

Q 術中出血の好発部位はどこか？

開腹下胃全摘術において術中出血の好発部位は，以下の通りである．

▶脾被膜損傷による出血（下極の癒着，脾外側の癒着）（図25）
▶血管損傷による出血（図26）
　①膵下縁での下膵動脈後大網枝の損傷
　② No.11p 郭清の際のリンパ節の損傷や背側の脾静脈の損傷
　③脾動脈や静脈から分岐した膵枝の損傷

図25 脾下極の癒着症例（脾被膜損傷の要注意部位）

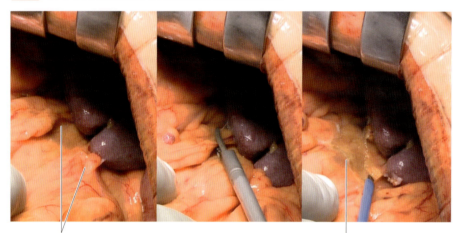

2カ所癒着，内部に血管　　　　　　　　胃脾間膜前葉の部分剥離

図26 術中出血の好発部位

図中①〜⑤は「Q 術中出血の好発部位はどこか？」に対応している．
＊ 脾静脈は11pリンパ節領域で約15％の症例が脾上縁を走行する．また膵尾部で脾動脈前面を走行することがある．

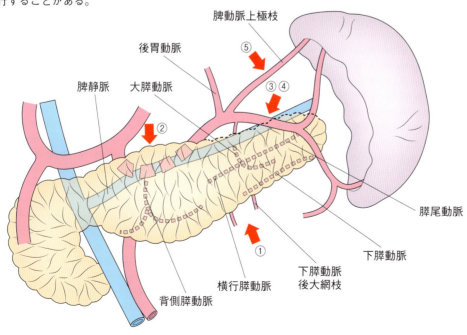

④膵尾側で露出する脾静脈の損傷
⑤脾門の血管や離れた部位を走行する脾動脈上極枝の損傷

術前に 3D-CT で血管再構築画像を作成し，血管走行をチェックしておく。手術中は不用意な牽引や剥離等により，血管および臓器を損傷しないように注意する。

Q 術中出血時の対応は？

▶血管からの出血は圧迫止血が基本である。静脈は圧迫で止血しやすいが，動脈は結紮や縫合止血操作が必要となることが多い。動脈からの出血は出血部位より中枢の部位を血行遮断すると，出血の勢いを減弱できる。その場合はブルドック鉗子もしくは着脱用の血管クリップを用いるとよい。止血用材料［サージセル® ニューニット（ジョンソン・エンド・ジョンソン），タコシール® 組織接着用シート（CSL ベーリング社）］も有用である。

▶切離した後に，膵臓に潜ってしまった血管からの出血に対しては，電気メスのソフト凝固が有用である。しかし，焼灼を繰り返すと膵液瘻の原因となるため，ソフト凝固で止血しない場合はモノフィラメント糸で刺入結紮を行う。脾臓から出血の場合も圧迫やソフト凝固による焼灼，止血用材料を用いて止血する。それでも止血が困難な場合は脾摘を行う。

2. 術中膵損傷

Q 術中膵損傷の好発部位はどこか？（図 27）

出血しやすいところは下記の通りである。
▶①膵下縁から分岐する後下膵動脈からの大網枝に沿って伸びた膵臓を切り込む
▶②リンパ節を含む脂肪との境界が不明瞭な場合に，不注意な剥離で膵臓に切り込む
▶③好発部位ではないが，膵への血管が膵実質に入る部位で損傷し，焼灼止血を繰り返すことで膵実質を過度に焼灼する

図27 膵損傷の好発部位
図中①，②は「Q 術中膵損傷の好発部位はどこか？」に対応している。

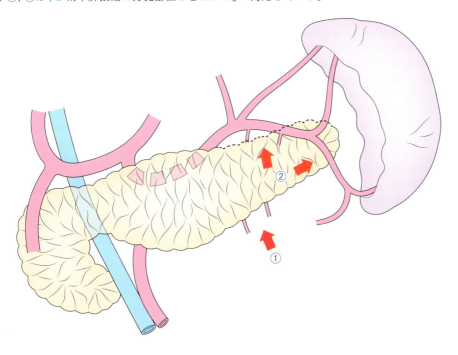

Q 術中膵損傷発生時の対応は？

▶膵損傷が明らかな場合は，損傷部分をモノフィラメント糸で縫合し，損傷部分にフィブリン糊を散布する．修復後は漏出した膵液を確実にドレナージすることが重要になる．そのために，損傷部周囲に閉鎖式ドレーンを1本ないし2本留置する．

◆ 参考文献

1) 日本胃癌学会編: 胃癌治療ガイドライン　医師用2018年1月改訂, 第5版, 金原出版, 2018.
2) Ishikawa Y, Ehara K, Matsuzawa N, et al: Three-dimensional computed tomography analysis of the vascular anatomy of the splenic hilum for gastric cancer surgery. Surg Today 2018; 48: 841-847.
3) 山田達也, 江原一尚, 川島吉之, 他: Multi-detector row CTによる胃切除郭清術に関連する静脈系の客観的かつ網羅的評価, 日本消化器外科学会雑誌 2018; 51: 453-462.
4) 倉橋康典, 中村達郎, 中西保貴, 他: 食道胃接合部癌の手術に必要な局所解剖—下縦隔へのランドマークとしての心臓下包. 臨床外科 2018; 73: 531-535.
5) Mine S, Sano T, Hiki N, et al: Proximal margin length with transhiatal gastrectomy for Siewert type II and III adenocarcinomas of the oesophagogastric junction. Br J Surg 2013; 100: 1050-4.

Column

「開腹か腹腔鏡か？」

　関東腹腔鏡下胃切除研究会立ち上げの会が2002年にあり，筆者はそのときから参加している．当時は腹腔鏡補助下手術やハンドアシスト手術，その他いろいろなアイデアで腹腔鏡手術を行い，開腹手術と同じ手術を確立しようとしていた．当時腹腔鏡ではできない手術として幽門保存胃切除術 (PPG) の手技が紹介されていた．しかし腹腔鏡の拡大視効果でより精緻な解剖 (膜構造，血管，その他) が認識されるようになり，術式の定型化，完全鏡視下手術，体内吻合等の進歩がめざましい．実際胃癌治療ガイドライン第5版では，腹腔鏡手術はStage Iまでが標準となり，前述のPPGも腹腔鏡下に行われるようになった．進行癌に対する腹腔鏡手術は日本，韓国，および中国で大規模臨床試験が進み，近い将来標準治療となる勢いを感じる．当院では，腹腔鏡手術導入当初はStage IAの胃癌を適応とし，倫理申請を行いながら徐々に進行癌へ適応拡大をしていった．現在は5年生存率77%が得られているStage ⅢAまでを適応としている．今後，腹腔鏡技術の研鑽を積んだ外科医はさらなる適応拡大を目指していくと思われる．実際，日本のハイボリュームセンターからは胃全摘＋脾 (もしくは膵体尾脾) 合併切除術，術前化学療法後手術，残胃癌手術等の腹腔鏡手術の報告が散見される．また，進行胃癌の幽門側胃切除症例を対象にした開腹vs腹腔鏡手術の臨床試験JLSSG0901は登録が終了し，解析待ちの状態である．ロボット手術も登場した現在，腹腔鏡で進行癌の手術を目指す医師には，開腹と腹腔鏡双方から得られたより深い解剖学的知識をもって，長期成績を含めたエビデンスを常に意識して頑張ってほしい．

腹腔鏡下幽門側胃切除術

稲木紀幸　順天堂大学医学部附属浦安病院消化器・一般外科

> **！ 手術手技マスターのポイント**
> 1. 妥協しない術前評価を行うこと：画像診断が発達した今日，腫瘍学的な臨床病期診断はもとより解剖の把握は当然行っておくべき。これにより気持ちに余裕をもって手術を進めることができ，術中の偶発症を軽減できる。
> 2. 手術器具の準備を万全に！：手術器具は必要なものをシンプルに用意しておく。無用の長物（！？）はスクラブナースを戸惑わせるだけである。エネルギーデバイスとステープラーの使用法に習熟しておくのは言うまでもない。
> 3. 手術チームのコミュニケーションを大切に！：1人では手術は遂行できない。術者は手術というオーケストラの指揮者であることを念頭に，麻酔科医師，看護師，助手への術前術中の心配りを忘れてはならない。

I　手術を始める前に

1. 手術の適応（臨床判断）

(1) 適応となる場合

- 2018年1月改訂第5版 胃癌治療ガイドライン[1]に準拠すれば，原則的にc-Stage Iが適応となる。術者や施設における習熟度に応じてその適応は拡大可能だが，施設での協議と患者への説明が重要となる。
- 胃切除が可能かどうかは，内視鏡検査や胃透視検査で判断する。早期癌なら口側3cm，進行癌なら口側5cmのマージンを目安とする。必要に応じて口側にマーキングクリップを打ち，組織生検をしておくことも考慮する。

(2) 適応としない場合

- 上記の適応以外の場合は注意を要する。進行癌の腫瘍径が8cmを超えるようなものは，腹腔鏡下での取り回しが困難で，切除できたとしても皮膚切開の大きな延長を要するため適応外とする[2]。
- 腫瘍や転移リンパ節が他臓器や血管に直接浸潤している場合は適応外とする。開腹手術でも切除できないような場合は言うまでもない。
- 幽門狭窄の患者で，術前に胃内が十分に減圧できない場合は腹腔鏡手術は困難となるので避けるべきである。

2. 手術時の体位と機器（図1）

- 開脚仰臥位。
- 気腹，トロッカーセットアップ後に頭側挙上とするが，内臓脂肪が多いほど頭側挙上を行う。
- これは，膵臓ならびに横行結腸を含む腸管を重力で尾側に移動させるためである。

- 小器械台を術者左側に置いている。これは，術者がモニターから視野を変えることなく，頭側で器械の受け渡しを行うことができるという利点がある。

3. 腹壁創（図2）

- 臍縦切開で12mmハッソン型トロッカー，右季肋部に5mmトロッカー，右側腹部に12mmトロッカー，左季肋部に12mmトロッカー，左側腹部に5mmトロッカーを留置する。
- 基本は逆台形状に配置する。臍位置が剣状突起から20cm以上離れている場合は臍上方にカメラ用トロッカーを留置する。
- 膵上縁のD2郭清を念頭におく場合や，肥満症例の場合は患者右側腹部のトロッカーを頭側に上げて留置する。

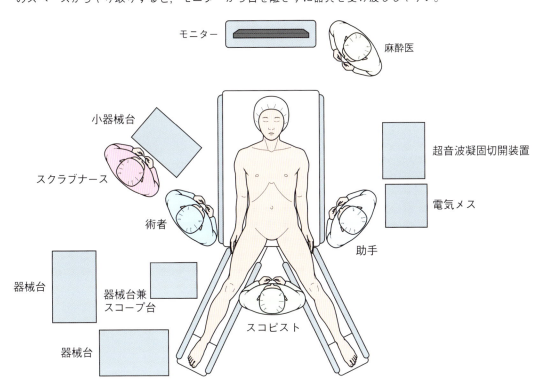

図1 機器のやり取りを重視した機器設定
腹腔鏡による手技が始まったら，スクラブナースは術者の左側に立ち，器具を術者や助手の前方のスペースからやり取りすると，モニターから目を離さずに器具を受け渡ししやすい。

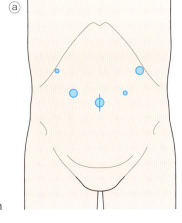 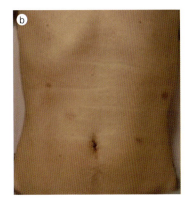

図2 トロッカー留置位置と腹壁創
a：5トロッカーによる完全腹腔鏡下幽門側胃切除術のトロッカー留置位置
臍にカメラ用トロッカー，両季肋部，側腹部に図のように逆台形状に配置する。
b：術後写真

○ 5mm
● 12mm

4. 周術期のポイント

(1) 術前
- 手術前日の腸管の前処置として，昼食までは通常食とし，食後にマグコロール®300mLを服用，夕食は流動食とし，眠前にプルゼニド®2Tを服用としている。
- 全身麻酔直後に経鼻胃管を留置して胃内の減圧を図る。

(2) 術後
- ドレーンは必要に応じて留置する。19Fr径の閉鎖式ドレーンを用い，排液の性状，量を見ながら早期抜去を心掛ける。

II 手術を始めよう—手術手技のインデックス！

1. 手術手順の注意点
- 標準的な手術手順を以下に示す。
- 開腹既往がある場合は，最初のトロッカーを挿入する際に癒着に気を付ける。
- 癒着が多い場合でも，カメラ用トロッカーともう1つのトロッカーを挿入することができれば，少しずつ癒着を剥離して徐々にスペースを確保することが可能となる。
- それぞれの場面で共通する目標は，「ドライな視野」と「良好な視野展開」である。

2. 実際の手術手順

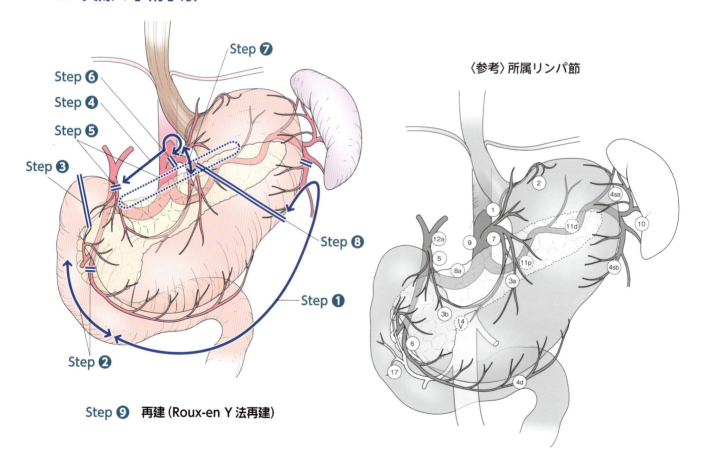

Step ❾　再建（Roux-en Y法再建）

〈参考〉所属リンパ節

（日本胃癌学会編：胃癌取扱い規約　第15版．金原出版，東京，2017．より引用改変）

[Focus は本項にて習得したい手技（後述）]

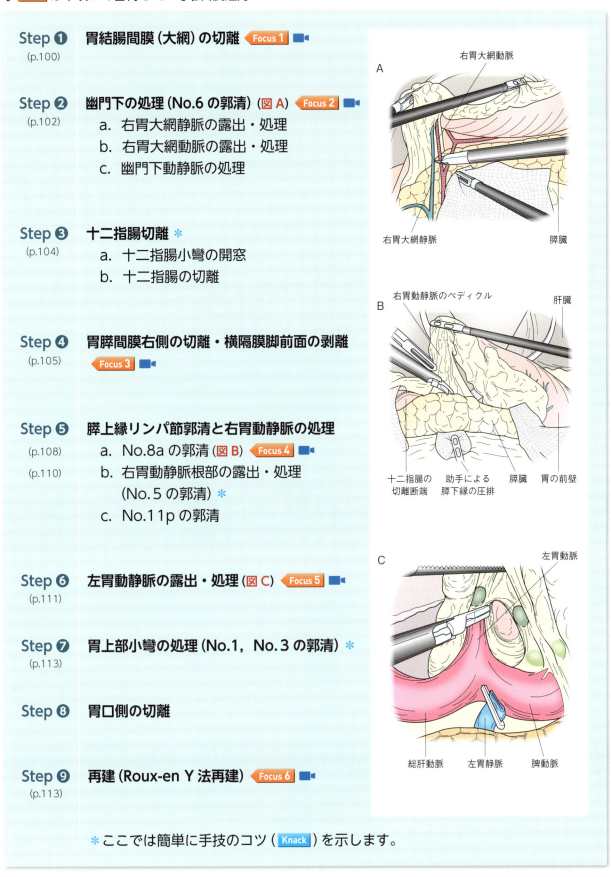

Step ❶ (p.100) 胃結腸間膜（大網）の切離 Focus 1

Step ❷ (p.102) 幽門下の処理（No.6 の郭清）（図A） Focus 2
　a. 右胃大網静脈の露出・処理
　b. 右胃大網動脈の露出・処理
　c. 幽門下動静脈の処理

Step ❸ (p.104) 十二指腸切離 ＊
　a. 十二指腸小彎の開窓
　b. 十二指腸の切離

Step ❹ (p.105) 胃膵間膜右側の切離・横隔膜脚前面の剝離 Focus 3

Step ❺ (p.108) 膵上縁リンパ節郭清と右胃動静脈の処理
　a. No.8a の郭清（図B） Focus 4
(p.110)　b. 右胃動静脈根部の露出・処理
　　（No.5 の郭清）＊
　c. No.11p の郭清

Step ❻ (p.111) 左胃動静脈の露出・処理（図C） Focus 5

Step ❼ (p.113) 胃上部小彎の処理（No.1，No.3 の郭清）＊

Step ❽ 胃口側の切離

Step ❾ (p.113) 再建（Roux-en Y 法再建） Focus 6

＊ここでは簡単に手技のコツ（ Knack ）を示します。

Ⅲ 手技をマスターしよう！

前述の「手術手順」の中でマスターしたい手技に着目！

Focus 1 胃結腸間膜（大網）の切離

1. 手技のスタートとゴール
- 左胃動静脈根部付近から幽門近傍までの胃結腸間膜（大網）を切離する（図3）。

Focus Navi

図3 胃結腸間膜（大網）切離（網嚢の開放）
a：大網切離開始
b：左胃大網動静脈の観察

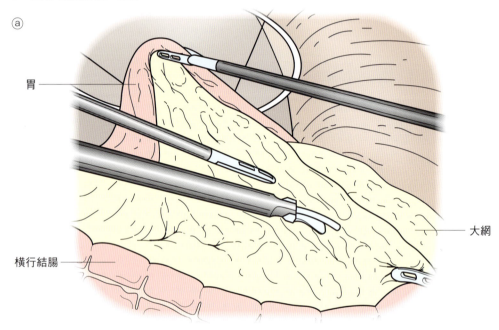

ⓐ
胃
横行結腸
大網

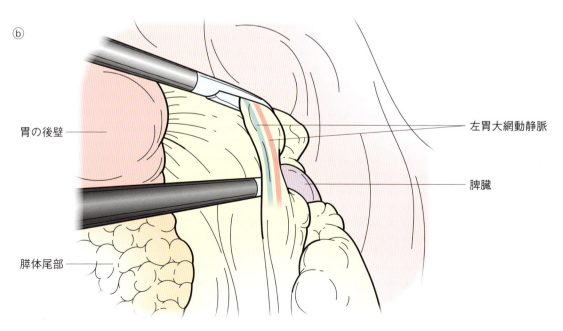

ⓑ
胃の後壁
膵体尾部
左胃大網動静脈
脾臓

2. 手技の習得

> ● **手技の概要**
> 胃結腸間膜，いわゆる大網を切離し網嚢を開放する．横行結腸の損傷を避けつつ，膵下縁，横行結腸間膜前葉を目印として（剥離はしない），左側は左胃大網動静脈の切離（No.4sb 郭清）を行う．右側は網嚢の右側端を開放し，大網と横行結腸間膜の癒合を適切に剥離して膵頭部の郭清に向かう．
>
> ● **手技習得のポイント**
> (1) 大網をいかにうまく展開するかということがポイントである．大網動静脈辺縁のラインと横行結腸の走行をうまく視認できる展開を心掛ける．大網に適切なテンションがかかるよう，臓器の展開をこまめに調節する．（▶️①）
> (2) 助手の両手と術者左手で大きな面を作成することを心掛ける．切離ラインを想定したら，あとは "colon を care" しながら切離を進める．

（動画時間 2：30）

3. アセスメント

Q 術野形成をどう行うのか？
- 助手の 2 本鉗子と術者の左手鉗子にて，大網の面を形成する（図 3a）．
- カメラ助手は大網の腹側背側の両面を確認して結腸の安全を確保する．

Q 切離（剥離）開始はどこから行うのか？ うまい入り方は？
- 大網のやや左側で（網嚢の折り返しを避けて）切離を始める．
- 脂肪の多い症例で網嚢が透見しづらい症例では，結腸損傷を回避し胃壁側で安全に網嚢内へ切りこみ，その後，網嚢内から結腸の走行を確認して，適切な郭清・切離ラインを設定する．

Q 切離ラインの設定は？
- 大彎の辺縁動静脈から 3cm 程度が切離ラインの目安となるが，胃結腸間の距離が短い場合は，最も脂肪層が薄いライン，または結腸沿いで結腸壁の損傷がないラインを設定する．

Q 切離はどこまでするのか？ ランドマークは？
- 左側方向への切離ラインは脾下極に向かう方向であり，最終ゴールは左胃大網動静脈根部とする（図 3b）．
- 右側方向への切離ラインは胆嚢に向かう方向であり，肥満患者での目印は大網と結腸の間にできるくびれのラインである．最終ゴールは十二指腸下行脚が露出するまで，とする．

Q 切離（剥離）のコツは？
- エネルギーデバイスは何を用いる場合でも，切離ラインに適切なテンションをかけることがコツである．
- 胃背側と膵臓の癒着は早めに剥離しておくと，横行結腸間膜を安全にテイクダウンできる．
- 大網切離の場面では，近接よりも見渡す視野を多用して，ラインどりを重視する．

Q 切離のピットフォールは？
- 左胃大網動静脈の根部を追求しすぎて，膵尾部の損傷をきたすことがあるので留意する．胃結腸間膜の背側を大きく展開する視野で切離すると回避しやすい．
- 大網右側で，結腸間膜と大網の生理的癒合が強い場合には，中結腸動静脈の損傷に注意する．

Focus 2 幽門下の処理（No.6 の郭清）

1. 手技のスタートとゴール

- 幽門下の生理的癒合を剥離し，前上膵十二指腸静脈を視認する。右胃大網動脈沿いの神経外側の層を剥離しつつ，右胃大網静脈の背側を剥離して根部で切離する（図4）。

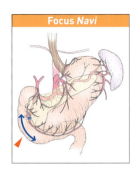

図4 膵頭部における剥離手順
a：膵頭部前面の剥離操作の術野
b：右胃大網動脈沿いの神経外側の層の剥離および右胃大網動静脈の剥離

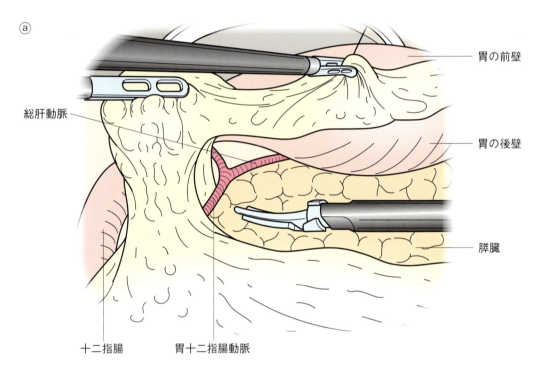

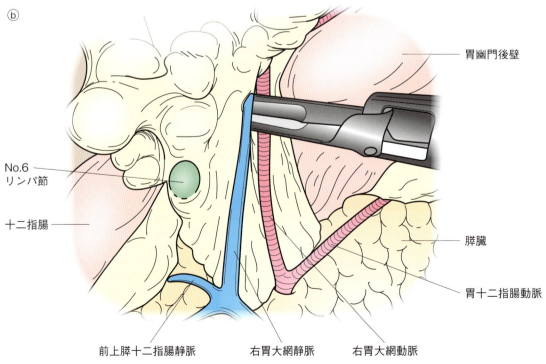

2. 手技の習得

● 手技の概要
幽門下において横行結腸間膜の大網からの剥離（テイクダウン）を確実に行い，膵頭部の前上膵十二指腸静脈を認識したうえで右胃大網静脈の根部を確認し切離する（図5）。これに先行し，右胃大網動脈の胃十二指腸動脈からの分岐，ならびに動脈沿いの神経外側の層を十分に認識し，剥離しておく。この剥離面に沿ってリンパ節郭清と動脈処理を行う。

● 手技習得のポイント
(1) 膵頭部前面を十分に剥離し，前上膵十二指腸静脈を視認する。これにより，膵頭部リンパ節（No.6）の尾側の境界を設定する。（▶︎ ②）
(2) 十二指腸背側の剥離を行い，胃十二指腸動脈の走行ならびに右胃大網動脈の分岐を確認する。動脈沿いの神経，その外側の剥離層を剥離しておくことは引き続く郭清に有用となる。

（動画時間1：20）

図5 幽門下動静脈の切離

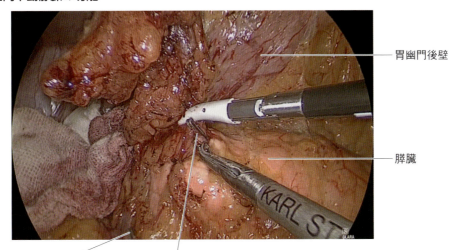

胃幽門後壁
膵臓
右胃大網静脈断端　右胃大網動脈断端

3. アセスメント

Q 術野形成はどう行うのか？
▶助手は右胃大網動静脈のペディクルを把持挙上しやや左側に傾倒し，膵頭部前面右側の大網が面を形成するようにする。
▶横行結腸間膜が十分にテイクダウンできたら，助手の右手鉗子で胃の幽門部後壁近傍を把持挙上し，右胃大網動静脈のペディクルを把持した左手鉗子とともに腹側に挙上してもらい，胃十二指腸動脈〜右胃大網動脈の視認，神経外側の層の剥離を行う（図4a, b）。

Q 切離（剥離）開始はどこから行うのか？　うまい入り方は？
▶右胃大網動静脈のペディクルを挙上牽引した際にできる膵頭部と横行結腸間膜のくぼみを切離する（図6）。
▶左手の鉗子で結腸側の膜をかるく挙上牽引すると，剥離層に炭酸ガスが入り，エネルギーデバイスの先端をうまく滑らせることができる。

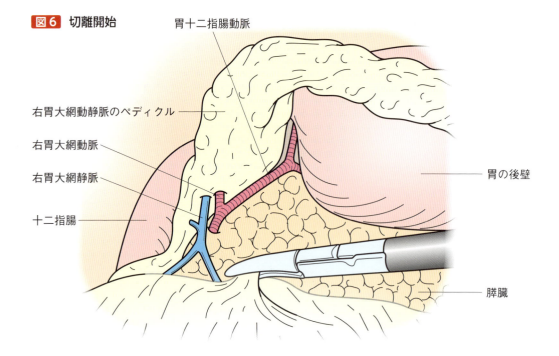

図6 切離開始

Q 剥離ライン（剥離層）の見分け方は？

▶ 郭清組織とテイクダウンすべき結腸側の脂肪の色の違いを見極めて，剥離層をみつける。

▶ 適度なテンションにより，郭清組織と横行結腸間膜側の脂肪のボリュームの違いによるくびれが生じる。そこが剥離ラインである。

Q 郭清はどこまでするのか？ ランドマークは？

▶ 十二指腸下行脚が露出するまで横行結腸間膜をテイクダウンする。

▶ No.6郭清の境界となるランドマークは尾側が前上膵十二指腸静脈，背側は動脈神経外側の層とする（図4b）。

Q 郭清のピットフォールは？

▶ 右胃大網静脈の背側に細い膵枝が存在することがあるので，確認できれば事前に凝固・切離しておく。

▶ 右胃大網静脈が膵実質に埋没して走行する場合がある。この場合，根部切離に固執せず，郭清を行ったうえで末梢で切離する。

Knack 十二指腸切離

- 切離前の周囲組織のトリミングの際はエネルギーデバイスによる熱損傷に注意し，過剰な血管処理は行わない（断端の血流を確保する）。
- Billroth-I法再建の際はできる限り十二指腸を残して切離する。
- Billroth-II法やRoux-en Y法再建の場合，断端を埋没しておくことが一般的に推奨されるが，補強材付きのステープラーなどを用いて埋没することで省略することも可能である。

Focus 3　胃膵間膜右側の切離・横隔膜脚前面の剥離

1. 手技のスタートとゴール

- 小網を切開し，横隔膜右脚を露出する。
- 横隔膜右脚前面で胃膵間膜右側を鋭利切離し，横隔膜脚前面の剥離面を確保できたら，ラパロ用小ガーゼを鈍的に挿入する（図7）。
- 膵上縁郭清の頭側の「受け」をあらかじめ準備しておくことが目的である。

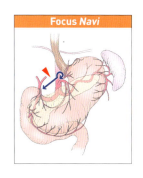

図7 胃膵間膜右側の切離・横隔膜脚前面の剥離
a：小網切開開始時
b：横隔膜脚前面へのガーゼ挿入
c：ガーゼ挿入部位の断面図

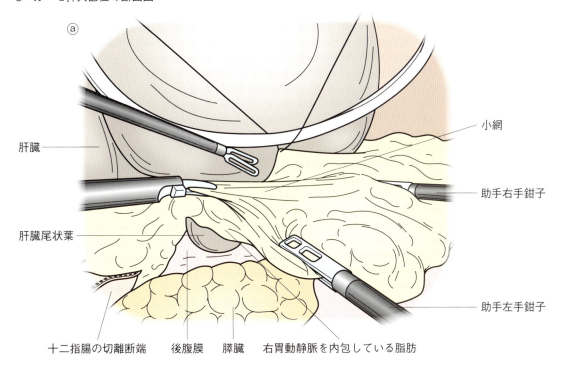

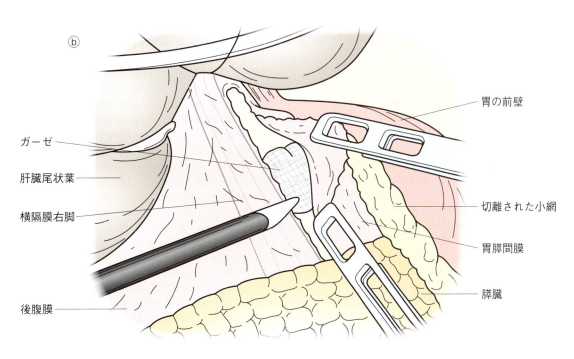

ⓒ
（腹側）

胃膵間膜

切離およびガーゼ挿入の層

神経および脈管

胃噴門部

横隔膜右脚

大動脈

横隔膜左脚

-------- 剥離可能層

（背側）

2. 手技の習得

● **手技の概要**
　胃膵間膜右側の切離・横隔膜脚前面の剥離は，膵上縁郭清につながる有用な手技としてぜひマスターしてほしい。十二指腸切離後，小網を開放し（図7a），横隔膜右脚前面で胃膵間膜右葉の切開を行い，横隔膜脚前面の剥離を行う。

● **手技習得のポイント**
　(1) 横隔膜右脚前面の腹膜のみを電気メスなどで鋭的に切開する。横隔膜脚の筋線維を損傷しないレベルで剥離層を鈍的に広げる。（▶3）
　(2) 剥離層をうまく確保できたら，ラパロ用小ガーゼを剥離面に沿わせて挿入する（図7b）。頭側ではなく，背側かつ尾側に挿入するつもりで入れる。

（動画時間0:27）

3. アセスメント

Q 術野形成はどう行うのか？

▶横隔膜右脚前面の腹膜にテンションがかかるように，胃膵間膜の右側の頭尾側を助手の両手鉗子で把持牽引する（図8）。
▶術者は挿入予定のラパロ用小ガーゼを尾状葉背側のスペースに挿入し，左手鉗子でガーゼ越しに助手とカウンタートラクションをかける。

Q 切離（剥離）開始はどこから行うのか？　うまい入り方は？

▶テンションをかけた腹膜から右下横隔膜動静脈が透見できることが多いが，そのすぐ頭側で腹膜を切開する。
▶電気メスで切開開始時，横隔膜脚の筋肉そのものに触れない（電気刺激で筋収縮したら近すぎ！）レベルで切開すると剥離層がうまく同定できる。

Q 切離ライン（剥離層）の見分け方は？

▶横隔膜脚の筋表面が損傷なく視認できる層そのものが，剥離層となる。

▶腹膜のみ 1 〜 2cm 幅で切開したら，あとは鈍的に探ると自ずと剥離層にガスが入ってわかりやすい。

Q 切離（剥離）はどこまでするのか？　ランドマークは？

▶横隔膜脚前面を剥離する領域は左胃動脈頭側〜噴門レベルまでとする。食道背側への剥離はやりすぎである（図 9）。

Q 切離（剥離）のピットフォールは？

▶ガーゼ挿入時，頭側に押してしまうと食道の背側，食道裂孔や大動脈前面を剥離することになってしまうので注意する。

▶挿入方向は，あくまで胃体上部の背側左側方向に滑らせるように挿入するとよい。

図8　術野形成

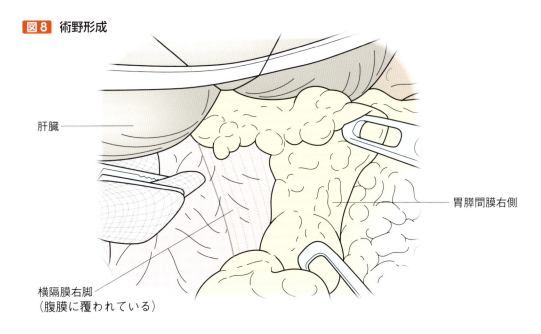

図9　横隔膜脚前面の剥離

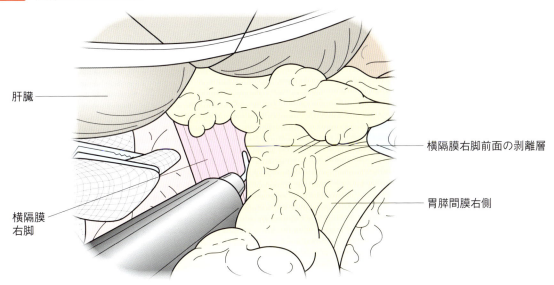

Focus 4 ▶ 膵上縁リンパ節郭清と右胃動静脈の処理：No.8a の郭清

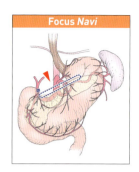
Focus Navi

1. 手技のスタートとゴール

- 右胃動静脈のペディクルの挙上・牽引と膵下縁の圧排により術野展開した後，総肝動脈前面の剥離を行い，動静脈根部切離を行う（図10）。その後，No.8a の頭側を切離し郭清を完了する。

図10 No.8a の郭清
a：No.8a の郭清（開始）
b：No.8a と膵実質の境界における漿膜の切離開始

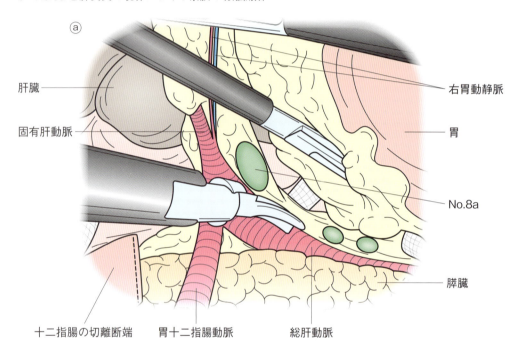

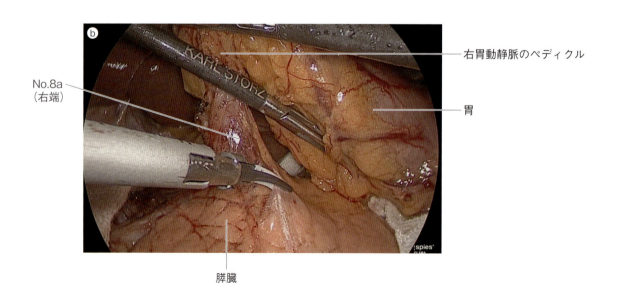

2. 手技の習得

- **手技の概要**
  No.8a 郭清は，右胃動静脈根部の処理から始まる。右胃動静脈のペディクルを適度に挙上牽引して，No.8a と総肝動脈の神経外側の層を剥離し広げていく。固有肝動脈左側まで剥離したのち，右胃動静脈根部を同定切離することにより，No.5 郭清とともに No.8a 郭清はほぼ完了する。

- **手技習得のポイント**
  (1) No.6 郭清時に確保した胃十二指腸動脈の前面の剥離層を利用して，総肝動脈前面の剥離層を確保する。（▶️ 4）
  (2) 右胃動静脈のペディクルを適切に牽引し，No.5 と No.8a をひと続きにしたまま右胃動静脈根部を切離することにより，No.8a 郭清を一気に仕上げる。

（動画時間 0：53）

3. アセスメント

Q 術野形成はどう行うのか？

▶ 右胃動静脈のペディクルを助手の右手鉗子で把持し，膵頭部近傍の膵下縁を助手の左手鉗子でラパロスポンジ（鏡視下用スポンジ）を把持して圧排する（図11）。
▶ 術者左手は右胃動静脈前面の剥離層がうまく見えるように随時テンションを加える。

Q 郭清はどこから行うのか？ うまい入り方は？

▶ No.6 郭清時に同定した胃十二指腸動脈前面の剥離層を広げる。
▶ この方法が有効でない場合，No.8a の前面で膵前面の膵被膜を切開してガスを剥離面に入り込ませると，そこから剥離面が広げられることもある。

図11 右胃動静脈のペディクルの挙上・牽引と膵下縁の圧排

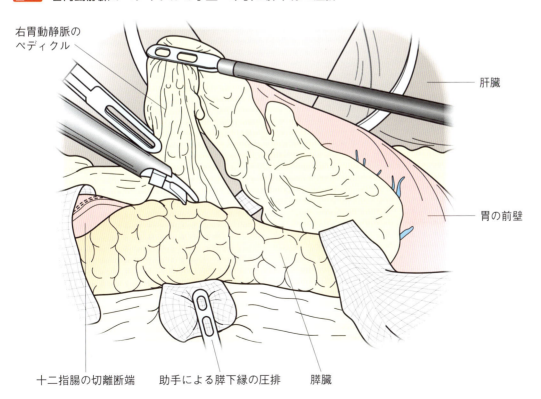

Q 郭清のための剥離層の見分け方は？

▶総肝動脈をいち早く視認して，その直上の膵被膜を把持し挙上すると容易に剥離層が視認できる。

Q 郭清はどこまでするのか？ ランドマークは？

▶総肝動脈前面の神経外側の層を固有肝動脈左側が見えるまで剥離する。これにより，右胃動静脈根部を安全に剥離同定できる。
▶助手右手で右胃動静脈のペディクルを挙上した展開で，剥離面を可能な限り左胃動脈方向に進めておく。

Q 郭清のピットフォールは？

▶リンパ節に切り込むと出血やリンパ漏が生じ剥離層が見えにくくなるので留意する。
▶テンションが弱いと剥離層がうまく見えず，リンパ節に切り込みやすくなるので，テンションはこまめにかけ直す。

Knack （補足）右胃動静脈根部の露出・処理（No.5の郭清）

- 総肝動脈〜固有肝動脈に続く神経外側の剥離層を可能な限り肝臓側に追求すると，固有肝動脈の左側で，右胃動脈の立ち上がりを容易に確認できる。
- 右胃動脈の根部を認識したら，そのレベルで動脈周囲の組織処理を行う（図12）。右胃静脈は通常細く，右胃動脈の左側で動脈に伴走していることが多いので，周囲組織と一緒に凝固切離することが可能である。
- 右胃動脈の根部処理や切離の際，過剰な力による牽引で引っこ抜け出血をしないように気を付ける。また，肝動脈の損傷には十分に留意する。

図12 右胃動脈のクリップ切離

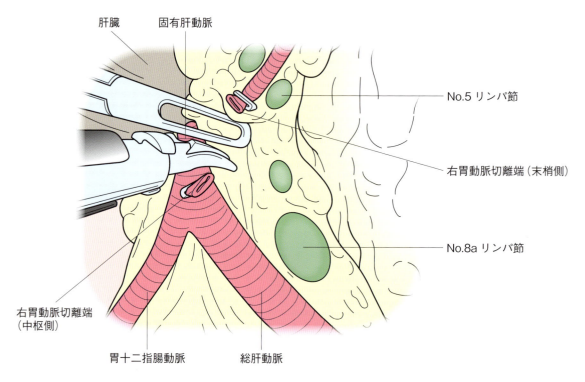

Focus 5 左胃動静脈の露出・処理

1. 手技のスタートとゴール
● 胃膵間膜を挙上し神経外側の層（剥離可能層）に沿って郭清する（図13）。

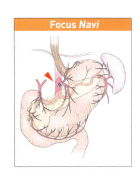

Focus Navi

図13 左胃動静脈の露出・処理
a：胃膵間膜を挙上し膵臓を背側に圧排して視野展開を行う
b：神経外側の層に沿って適切なラインで郭清を行う
c：左胃動脈切離

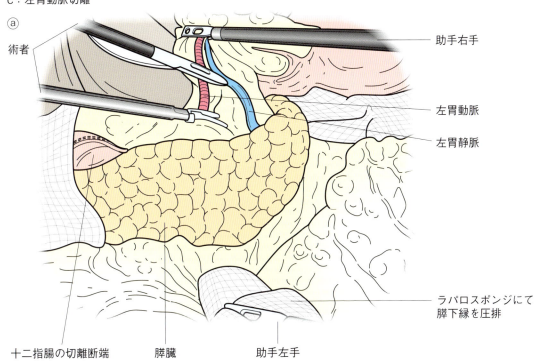

術者 — 助手右手 — 左胃動脈 — 左胃静脈 — ラパロスポンジにて膵下縁を圧排 — 十二指腸の切離断端 — 膵臓 — 助手左手

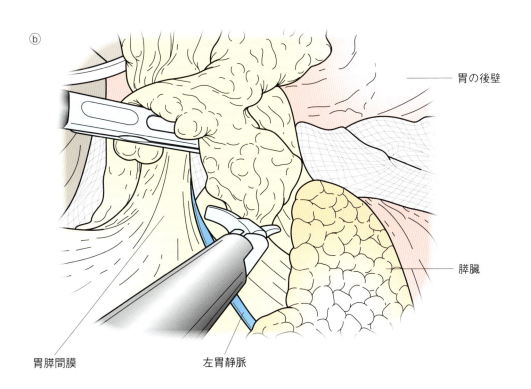

胃の後壁 — 膵臓 — 胃膵間膜 — 左胃静脈

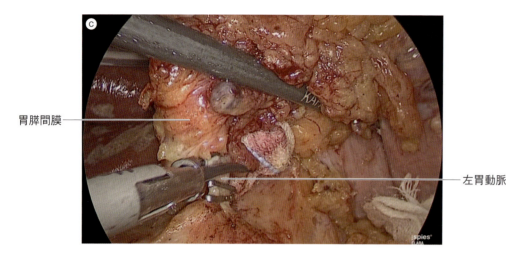

胃膵間膜

左胃動脈

2. 手技の習得

● **手技の概要**
左胃動脈周囲の神経外側の層を利用した内側アプローチで膵上縁リンパ節の背側を確保し、適切なラインどりで膵上縁の左胃動脈両サイドのリンパ節郭清を行う。

● **手技習得のポイント**
(1) 左胃動脈周囲の神経外側の層を(特に左側で)剥離して、先に挿入したガーゼに到達し、膵上縁リンパ節の背側を確保する。(▶ 5)
(2) 膵臓の損傷を予防しつつ適切に圧排して、郭清の「底」を定め、郭清を行う。

(動画時間 2:00)

3. アセスメント

Q 術野形成はどう行うのか？

▶ 助手の右手鉗子で胃膵間膜の中央を把持し腹側に牽引挙上する。また、助手左手鉗子でラパロスポンジ越しに膵下縁を圧排し術野形成を行う(図 13a)。

▶ 脾動脈の走行によっては、脾動脈前面の神経を助手の左手で把持して背側に牽引すると良好な術野を得ることができる。

Q 郭清はどこから行うのか？ うまい入り方は？

▶ それまで行ってきた膵上縁の剥離層を引き続き左胃動脈の前面に延長して、そのまま動脈両サイドに剥離を広げる。

▶ 左胃動脈の起始部よりも本幹の左側で背側のガーゼに到達することを心掛け、到達したら横隔膜脚が視認できるまで剥離を進める(図 13b)。

Q 郭清はどこまでするのか？ ランドマークは？

▶ D1+のリンパ節郭清は左胃動脈の左肩(脾動脈の分岐)が見えたら、そのまま外側のレベルで郭清を行う。

▶ D2郭清は、脾動脈に沿って剥離を進め、脾静脈もしくは膵実質が視認できるレベルで郭清を行う(No.11p)。

▶ 脾動脈末梢へは、後胃動静脈が見えるまでを境界とする。万が一、見えなければ胃後壁に向かう最短のラインを境界とする。

Q 郭清のピットフォールは？

▶郭清に気をとられ，エネルギーデバイスで膵実質を焼灼していることがあるので注意する。
▶助手の膵臓の圧排が強すぎると，膵実質の挫滅をきたすことがあるので注意する。

Knack 胃上部小彎の処理（No.1，No.3の郭清）

- 膵上縁の郭清終了後，助手の右手鉗子で把持した胃膵間膜を患者左側に投げ出すように展開して，迷走神経を含んだ噴門小彎組織の処理を行う。胃壁に沿っていねいに神経と血管を処理してNo.1とNo.3の頭側境界を決める。
- 次に小網を助手の2本の鉗子でマタドール様に挙上し，術者の左手鉗子で胃壁を把持して垂直な面を作り，胃の後壁から小網を剥離する。
- 最後に，胃の前壁を助手の2本の鉗子で把持し，小網を術者の左手鉗子で把持し水平な面を作り，胃の腹側から小網を切離する。

Focus 6 再建（Roux-en Y法再建）

1．手技のスタートとゴール

- Treitz靱帯からY脚までの距離と挙上空腸の距離はともに25cmとする。空腸切離部の間膜は小孔のみで辺縁動静脈の処理はしない（図14）。

図14 再建完成図

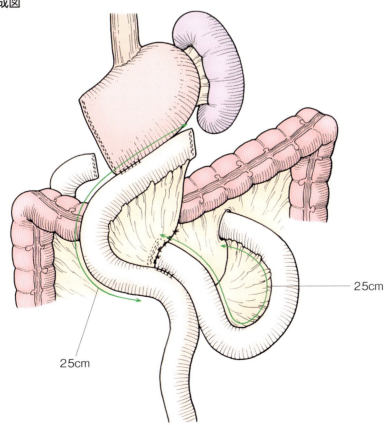

25cm

25cm

2. 手技の習得

> ● **手技の概要**
> Treitz靱帯から25cm肛門側の空腸間膜の傍空腸部に小孔を開け切離し，さらに肛門側25cmの部位でY脚を作成する。次に挙上空腸と残胃を吻合する。吻合はすべてリニアステープラーを用いて行い，小孔は体腔内縫合またはリニアステープラーで閉鎖する。ピーターセン間隙とY脚部の腸間膜間隙も必ず縫合閉鎖する。（▶◀ 6）
>
> ● **手技習得のポイント**
> (1) リニアステープラーで側側吻合を行い，小孔をステープラーまたは体腔内縫合で閉鎖という手技を，Y脚と残胃空腸吻合と同じように行う。
> (2) ピーターセン間隙とY脚部の腸間膜間隙は非吸収性の縫合糸で閉鎖する。

▶◀ 6

（動画時間1:29）

3. アセスメント

Q 体腔内縫合を避けて再建できないか？
▶ Y脚は臓器を摘出する小開腹創（臍など）から，直視下で作成することができる。
▶ 残胃空腸吻合におけるリニアステープラーの挿入孔閉鎖は3針程度の釣り上げ支持糸をかけて，リニアステープラーで閉鎖する。

Q ステープラーの挿入孔閉鎖は連続縫合？ 結節縫合？
▶ どちらでもよいが，Barbed suture（3-0, 15cmを推奨）を用いれば，結紮手技が不要であり，連続縫合で閉鎖できる。
▶ 一層縫合でも二層縫合でも構わない。

Q ピーターセン間隙はどこまで閉鎖するのか？ ランドマークは？
▶ 横行結腸間膜を頭側に挙上し，後葉と挙上空腸間膜を尾側から頭側に縫合閉鎖する。
▶ 横行結腸まで閉鎖するが，大網が残っている場合は，最後に大網を引き寄せて縫合し，スペースを少しでも埋めておく。

Ⅳ トラブル・シューティング！

- 腹腔鏡下幽門側胃切除術におけるトラブル・シューティングとしては，①術中出血，②膵損傷がある。

1. 術中出血

Q 術中出血の好発部位はどこか？

▶脾被膜からの出血
▶郭清リンパ節・脂肪組織・膵実質からの出血
▶好発ではないが生じると難渋する脾静脈出血（図15）（▶7）

などが挙げられる。

(動画時間3：08)

Q 術中出血の原因は？

▶臓器展開における過度な牽引によるもの。
▶組織への剝離鉗子やエネルギーデバイスの無理な挿入によるもの。
▶エネルギーデバイスの不適切な使用によるもの。

Q 術中出血の予防法は？

▶助手の鉗子をできる限り視野の中に入れるか，入らない場合はときどき見下ろしの視野で助手の鉗子の位置を確認する。
▶剝離鉗子は閉じたまま慎重に挿入し，むやみに開かない。
▶出血しやすい組織では，エネルギーデバイスをエフェクトさせる場合，軸を動かさないようにする（押し切りやひねり切りをしない）。

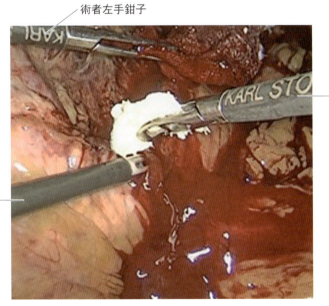

図15 膵上縁郭清における脾静脈出血

膵上縁郭清時，脾静脈から出血が生じた症例。術者左手鉗子で圧迫ガーゼ，術者右手鉗子でボタン電極付き吸引管，助手右手鉗子で組織接着用シートを持ち，止血を試みている。

Q 術中出血時の対応は？

▶ 組織過緊張が要因なら緊張を緩めるが，術野は基本的に保持して次の一手を加える。
▶ ウージングならまずガーゼ圧迫，出血点が比較的太い脈管であれば鉗子先端で把持することも考慮する。
▶ 血液が溜まり出血点の確認が困難な場合には，吸引送水管を用いていち早く出血点の確認をする。
▶ 圧迫で止まりにくい静脈性出血は，ボタン電極（ソフト凝固）付き吸引送水管を用いて吸引をかけつつ凝固すると止血できることが多い。

2. 膵損傷

Q 術中膵損傷の好発部位はどこか？

▶ リンパ節郭清の際，膵頭部や膵上縁の実質表面をエネルギーデバイスで熱損傷することが膵損傷の原因として多い。
▶ 助手の膵圧排により，膵体部や膵下縁部の実質が損傷することもある。図16のように膵下縁の近傍を圧排し，膵臓を転がすとよい。

Q 術中膵損傷の原因は？

▶ エネルギーデバイスの熱による損傷。
▶ 直接の器械的圧迫による損傷。

図16 膵臓の愛護的な圧排

膵臓は出血させない，圧挫しないのが原則。図のように膵下縁の近傍をガーゼまたはラパロスポンジで圧排して転がすことが理想である。

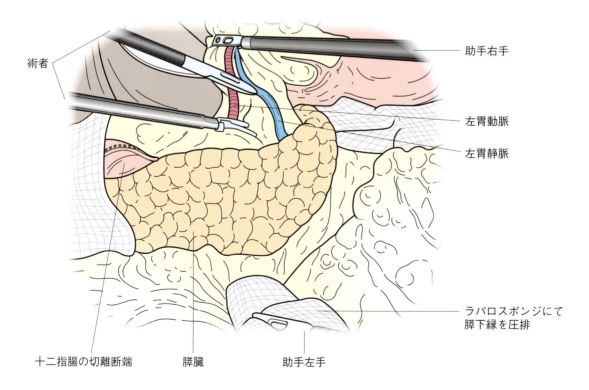

Q 術中膵損傷の予防方法は？

- エネルギーデバイスをアクティベートする際は、膵実質に直接触れないように心掛ける。アクティベート後の余熱にも注意する。
- 膵実質を圧排することを避ける。圧排する場合は、直接鉗子で圧排せず、ガーゼやラパロスポンジなどを介して、軽く圧排する。(▶8)
- 膵下縁の近傍を、ガーゼなどを用いて尾側背側に圧排(膵転がし)することも有効である。

(動画時間 1:15)

Q 術中膵損傷発生時の対応は？

- 膵実質からのウージングはまずガーゼによる圧迫で止血する。
- ガーゼタイプの止血剤を適切な大きさに切って貼付してガーゼ圧迫すると止まりやすい。
- ボタン電極(ソフト凝固)付き吸引送水管でソフト凝固することも選択肢だが、過度な凝固は膵液瘻の原因となるので留意する。

◆ 参考文献

1) 日本胃癌学会編: 胃癌治療ガイドライン 医師用 2018年1月改訂 第5版. 金原出版, 東京, 2018.
2) Inaki N, Etoh T, Ohyama T, et al: A Multi-institutional, Prospective, Phase II Feasibility Study of Laparoscopy-Assisted Distal Gastrectomy with D2 Lymph Node Dissection for Locally Advanced Gastric Cancer (JLSSG0901). World J Surg 2015; 39: 2734-41.

Column

「オープンかラパロか？」

1991年に大分大学の北野正剛先生が世界で初めて腹腔鏡下胃切除術を行ったが、私が外科医になった1997年頃は、そのような最先端手術を知る由もなかった。それでも、いつの間にか内視鏡外科手術に惹かれ、いつの間にか腹腔鏡下胃切除術に取り組み、現在では胃全摘術や進行胃癌に対する腹腔鏡下手術も行っている。腹腔鏡下胃切除術はほぼ定型化され、若い外科医も腹腔鏡下の胃癌手術を学ぶ時代になっている。胆摘を腹腔鏡下胆嚢摘出術で学ぶ時代の始まりと同じことが今の胃切除術にもあてはまるのであろう。「オープンかラパロか？」という命題は、大腸切除術や胃切除術ではRCTが行われ、エビデンスが明らかにされてきており、いつかはそんな命題は過去のクリニカルクエスチョンとなるのかもしれない。時代は変遷し、これからは「ラパロかロボットか？」という命題が、私のクリニカルクエスチョンの1つとなっており、ひとえに隔世の感である。10年後の外科手術を楽しみに、外科医人生の後半を走りたいと思う。

腹腔鏡下噴門側胃切除術

西﨑正彦　岡山大学大学院医歯薬学総合研究科消化器外科学

> **！ 手術手技マスターのポイント**
> 1. 大彎左群リンパ節郭清，特に No.4sb，No.4sa 郭清において脾臓や脾門部の血管の損傷による出血や脾臓の虚血を回避する。
> 2. 小網を大きく開窓し，小彎リンパ節（No.3a）を先行郭清することで，噴門側胃切除術のように十二指腸を切離できない条件下でも幽門側胃切除と同等の膵上縁の視野が確保できる。
> 3. 右胃動脈を損傷しないように注意しながら，No.8a を含む膵上縁リンパ節郭清を行う。

I　手術を始める前に

1．手術の適応（臨床判断）

(1) 適応となる場合
- 胃体上部（U 領域）に限局する早期癌。
- 残胃の大きさが 1/2 以上（可能なら 2/3 程度）となる場合。

(2) 適応としない場合
- 未分化癌・低分化癌で病変の範囲が不明瞭な場合。
- 進行癌の可能性が高いと判断した場合。

2．手術時の体位と機器（図1）

- 頭側挙上位（約15°），開脚位とする。
- 肥満等で脾門部の視野展開が困難な場合は右下斜位とする。
- そのような体位にする理由は，重力を利用し臓器を尾側に移動させるとともに，スコピストが良好な視野を作りやすくするためである。

3．腹壁創（図2）

- 臍部縦切開から 12mm 腹腔鏡用トロッカーを挿入する。右上 5mm，右下 12mm，左上 5mm，左下 5mm の操作用トロッカーを挿入する。特に右下 12mm は頭側正中に寄った位置に置くことで，No.4sa，No.11p の郭清，また，食道周囲やその後の吻合を行いやすくなる。

4. 周術期のポイント

(1) 術前
- 腫瘍の範囲を正確に把握しておく。特に食道浸潤の有無，肛門側への広がりは重要である。マーキングクリップを置き，X線撮影で確認しておくことも考慮する。
- 噴門側胃切除術は機能温存手術であるため，術前の逆流症状の有無などを問診しておく。

(2) 術後
- ドレーンを留置した場合は膵液瘻の有無を確認する。
- 逆流症状の有無や早期の残胃潰瘍の発症に注意する。

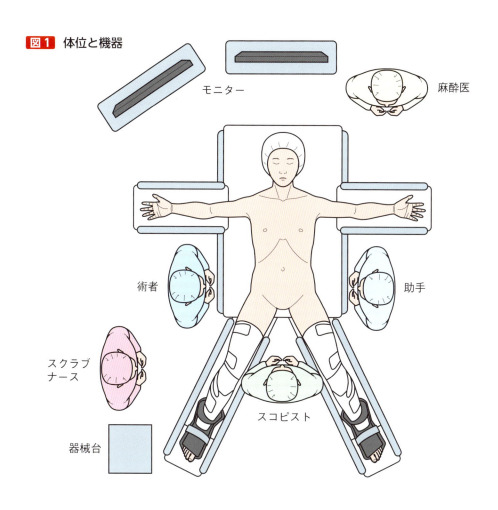

図1 体位と機器

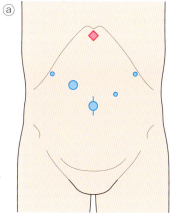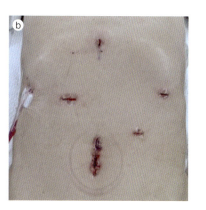

図2 腹壁創
a：トロッカーの留置位置
b：術後の腹壁写真

- 5mm
- 12mm
- ネイサンソンリトラクター挿入孔

II 手術を始めよう—手術手技のインデックス！

1. 手術手順の注意点

- 標準的な手術手順を以下に示す。
- 最初の難関は No.4sb 〜 No.4sa のリンパ節郭清である。肥満症例や脾周囲に癒着がある場合は，術野確保や切離ラインの設定が困難なことが多い。焦らずていねいに切離ラインを見極める必要がある。また，大網と横行結腸の癒着，胃の背側と膵臓や横行結腸間膜との癒着も，前庭部付近まで十分に剥離しておけば胃を臍部の創から体外に牽引しやすくなる。小網を大きく開窓することで，膵上縁リンパ節郭清は幽門側胃切除術と同等の視野で行うことが可能となる。

2. 実際の手術手順

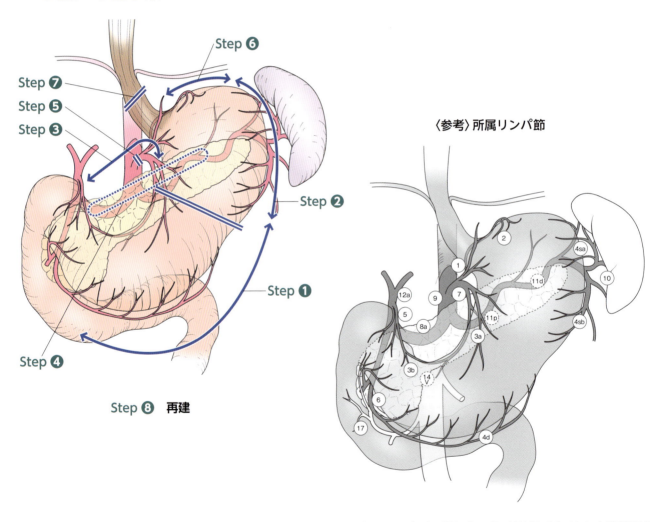

Step ❽　再建

〈参考〉所属リンパ節

（日本胃癌学会編：胃癌取扱い規約　第15版．金原出版，東京，2017．より引用改変）

[Focus は本項にて習得したい手技（後述）]

Step ❶ 胃結腸間膜（大網）の切離

Step ❷ 大彎左側リンパ節（No.4sb, No.4sa）郭清（図A）
(p.122)
 a. 左胃大網動静脈の露出・処理 Focus 1
 b. 短胃動静脈（脾動脈下極枝から分岐）の露出・処理
(p.124)
 c. 胃脾間膜の切離・短胃動静脈（脾上極動脈，脾動脈上極枝から分岐）の露出・処理 Focus 2

Step ❸ 小網の開窓・No.3a 郭清（図B） Focus 3
(p.126)

Step ❹ 膵上縁リンパ節郭清
(p.128)
 a. No.8a 郭清（図C） Focus 4
 b. No.9 郭清
(p.130)
 c. No.11p 郭清 Focus 5

Step ❺ 左胃動静脈の露出・処理

Step ❻ 食道噴門枝の露出・処理（No.2 郭清）

Step ❼ 食道周囲の剥離・食道の離断

Step ❽ 再建：食道残胃吻合（観音開き法）
(p.132) Focus 6

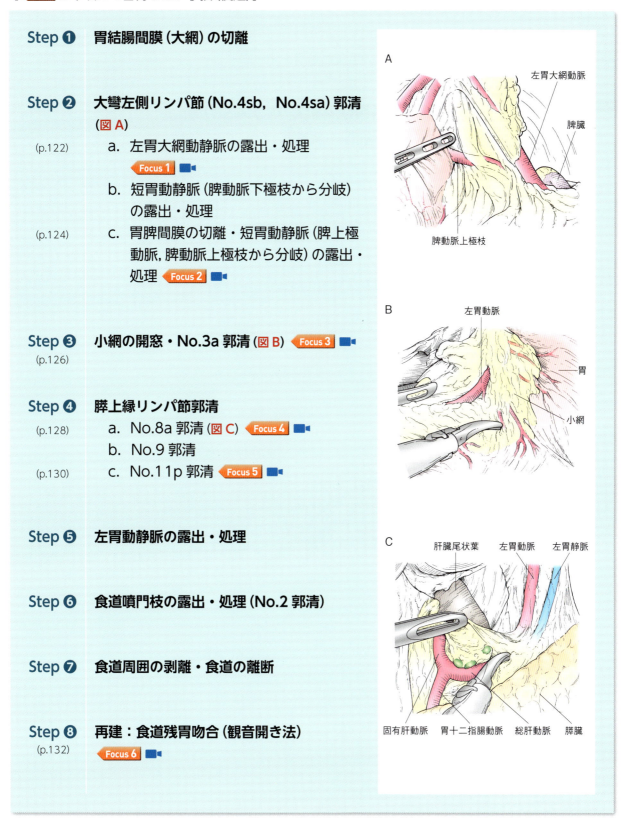

A 左胃大網動脈／脾臓／脾動脈上極枝

B 左胃動脈／胃／小網

C 肝臓尾状葉／左胃動脈／左胃静脈／固有肝動脈／胃十二指腸動脈／総肝動脈／膵臓

Ⅲ 手技をマスターしよう！

前述の「手術手順」の中でマスターしたい手技に着目！

Focus 1 大彎左側リンパ節（No.4sb, No.4sa）郭清：左胃大網動静脈の露出・処理

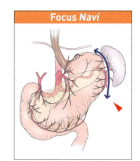

1. 手技のスタートとゴール
- 左胃大網動静脈を露出・処理する（図3）。

図3 左胃大網動静脈の露出・処理
a：左胃大網動静脈の同定
b：左胃大網動静脈の切離

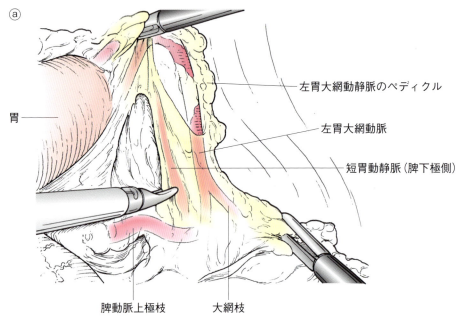

胃／左胃大網動静脈のペディクル／左胃大網動脈／短胃動静脈（脾下極側）／脾動脈上極枝／大網枝

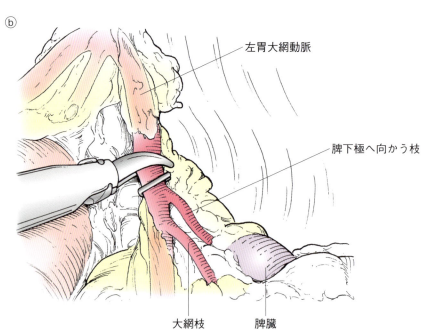

左胃大網動脈／脾下極へ向かう枝／大網枝／脾臓

2. 手技の習得

- **手技の概要**
  大網を右側から左側へ切離を進め，左胃大網動静脈を同定する．No.4sbの定義は左胃大網動脈と大彎第1枝に沿うリンパ節であり，根部はNo.10となるため，第1枝分岐部と根部の間で血管を露出・処理する．(🎥 ①)
- **手技習得のポイント**
  (1) 左胃大網動静脈のペディクルを牽引し，脾下極側の短胃動静脈を確認する．左胃大網動脈とその短胃動脈の交点に脾動脈ないしは脾動脈下極枝が存在する．
  (2) 典型例では脾下極の高さ付近で大網枝と脾下極の一部を栄養する血管の分岐があり，可能なら温存するレベルで左胃大網動静脈を露出・処理する．

(動画時間 3：08)

3. アセスメント

Q 術野形成はどのように行うのか？

▶助手の右手鉗子で左胃大網動静脈のペディクル胃側を垂直に牽引，助手左手鉗子で左胃大網動静脈根部付近を左側に展開する．術者左手鉗子で胃後壁を右側に展開すると，脾下極側の短胃動静脈の走行が明らかとなる（図3a）．

▶腹腔鏡にて背側から観察すると血管走行がわかりやすい（血管が網嚢側に存在するため）．

Q 切離開始はどこから行うのか？

▶左胃大網動静脈第1枝分岐部を確認する．
▶脾下極の高さで大網と左胃大網動静脈周囲組織を切離する．

Q 切離ラインの設定は？

▶大網枝が脾下極のレベルより中枢側分岐であれば温存し，脾下極の一部を栄養する枝も可能ならば温存する．
▶左胃大網動静脈第1枝の分岐の中枢側でクリップ処理をして切離する（図3b）．

Q 切離のコツは？

▶左胃大網動静脈左側は超音波凝固切開装置（LCS）のパッドを滑り込ませることがコツである．逆に右側はアクティブブレードが角度的には滑り込ませやすい．
▶中枢側のみクリップをすることが多い．

Q 切離のピットフォールは？

▶左胃大網動脈を根部で切離する場合は（根部はNo.10であるが），脾動脈から十分剥離しなければ脾動脈あるいは脾動脈下極枝を損傷するおそれがある．
▶その場合，大網枝は非温存となり，また，脾下極の一部が虚血になることが多い．

Focus 2 ▶ 大彎左側リンパ節（No.4sb, No.4sa）郭清： 胃脾間膜の切離・短胃動静脈（脾上極動脈，脾動脈上極枝から分岐）の露出・処理

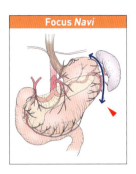

1. 手技のスタートとゴール

- 脾上極動脈（脾動脈早期的分岐），あるいは，脾動脈上極枝から分岐する短胃動静脈を切離する（図4）。

図4 短胃動静脈の露出・処理
a：脾上極右側の露出
b：短胃動静脈の切離

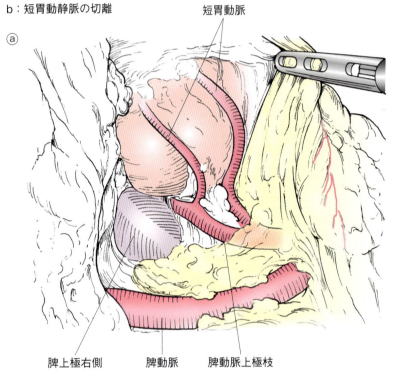

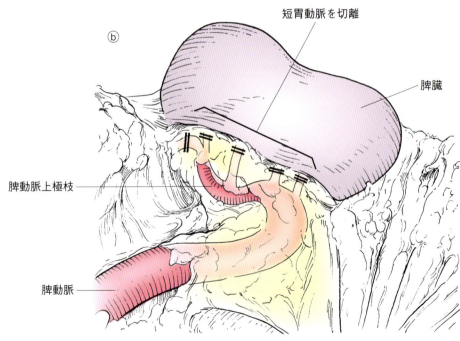

2. 手技の習得

> ● **手技の概要**
> 脾動脈下極枝から分岐した短胃動脈は比較的根部付近で切離しやすいが，脾上極動脈（脾動脈早期より分岐した動脈）・脾動脈上極枝から分岐した短胃動脈の切離はやや難度が高くなる。そのため穹窿部後壁を後腹膜下筋膜から遊離し，脾上極右側を露出することで短胃動静脈根部付近の同定がしやすくなる。（▶︎2）
>
> ● **手技習得のポイント**
> (1) 後胃動脈近傍で脾動脈頭側の癒合筋膜を切開し，胃穹窿部後壁を後腹膜下筋膜，すなわちGerota筋膜から遊離する。
> (2) 脾上極右側を確認し，脾上極動脈，あるいは，脾動脈上極枝から分岐する短胃動静脈を確認し，根部寄りの安全な部位で切離する。

(動画時間2：24)

3. アセスメント

Q 術野形成はどのように行うのか？
▶ 助手右手鉗子で穹窿部大彎線を把持牽引し，左手鉗子で膵臓を尾側に牽引する。
▶ 術者左手鉗子で胃後壁を右方へ牽引し術野展開を行う。

Q 剥離開始はどこから行うのか？　うまい入り方は？
▶ 後胃動脈近傍より胃と膵の間の癒合筋膜を剥離し胃後壁を露出させる。
▶ この際，後胃動脈を脾動脈分岐部近傍で切離してもよい。

Q 切離ラインの設定は？
▶ 脾上極右側を露出し脾上極動脈，または脾動脈上極枝の走行を確認する（図4a）。
▶ 脾門部の血管走行はバリエーションが多いため，十分に観察し切離ラインを設定する。

Q 切離はどこまでするのか？　ランドマークは？
▶ 短胃動静脈根部はNo.10となるため，切離ラインは安全に切離できるように根部より少し離れた部位とする（図4b）。
▶ 根部で切離したい場合は脾動脈から露出し，脾上極動脈，脾動脈上極枝をていねいに露出しながら短胃動脈の根部を同定する。

Q 切離のコツは？
▶ 脾上極動脈や脾動脈上極枝から脾実質への枝を確認し，それらを損傷しないように注意する。
▶ 短胃動静脈の左右を剥離するが，血管は露出しすぎないように少し周囲組織を付けたまま超音波凝固切開装置で切離するほうが出血しない。

Q 切離のピットフォールは？
▶ 短胃動静脈根部で切離しようとすると脾臓や脾上極動脈，脾動脈上極枝を損傷し，出血や脾臓の広範囲な虚血をきたすことがある。
▶ 脾上極と胃壁が癒着している場合は，血管処理をする前に癒着を剥離しておく。

Focus 3　小網の開窓・No.3a 郭清

1. 手技のスタートとゴール
- 小網を大きく開窓し，小彎リンパ節 No.3a を郭清する（図5）。

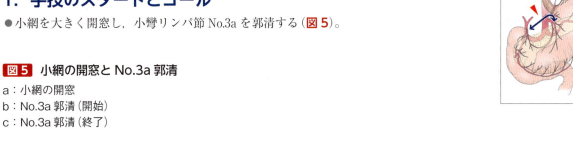

図5 小網の開窓と No.3a 郭清
a：小網の開窓
b：No.3a 郭清（開始）
c：No.3a 郭清（終了）

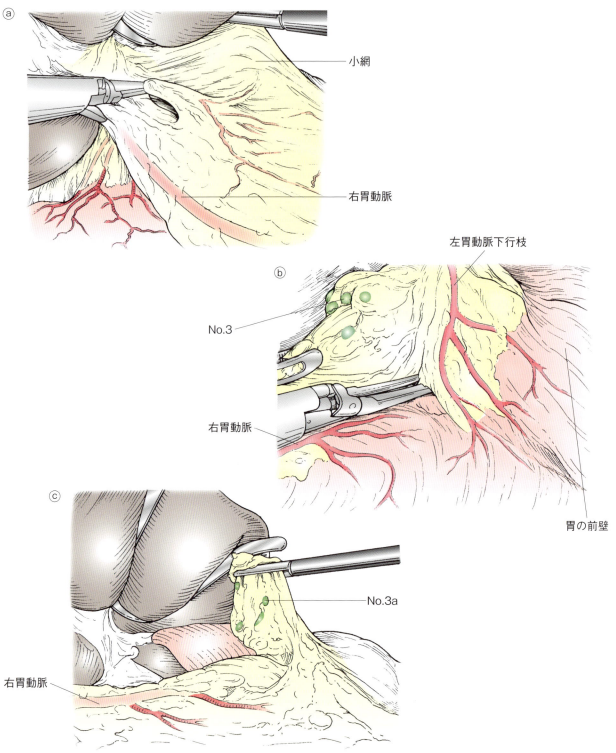

2. 手技の習得

- **手技の概要**
  右胃動脈頭側から迷走神経肝枝に沿い食道近傍まで小網を大きく開窓する。次いで右胃動脈に沿って胃壁に到達するまで開窓する。No.3aとNo.3bの境界を定めて，No.3aを尾側から頭側へと郭清する。この操作により，次の膵上縁リンパ節郭清の視野確保とNo.3aの確実な郭清が達成される。(■◀3)
- **手技習得のポイント**
  (1) 右胃動静脈は完全に温存されるので，直接把持せず近傍の小網を把持し開窓する。
  (2) No.3a郭清では左胃動静脈から分岐した胃枝をていねいに切離する。胃壁を損傷しないように注意する。

(動画時間 3：56)

3. アセスメント

Q 術野形成はどのように行うのか？
▶ 助手右手鉗子で小網の頭側を把持し，左手鉗子で胃角部付近の小網を把持し，さらに術者右手鉗子で右胃動脈頭側の小網を把持し面を形成する。
▶ No.3a郭清では助手の右手鉗子と術者左手鉗子で小彎を平面化し，助手左手鉗子で胃壁を左側に牽引し，切離ラインを術者右手の超音波凝固切開装置の軸と合うように調整する。

Q 切離開始はどこから行うか？ うまい入り方は？
▶ 小網の開窓は透けている疎な部位から開始する(図5a)。
▶ No.3a郭清は左胃動脈下行枝と右胃動脈から分岐する血管構造をよく観察し，その境界から頭側に向け切離を開始する(図5b)。

Q 切離ラインの設定は？
▶ 小網の開窓は右胃動脈を損傷しないように注意しながら行う。まず，迷走神経肝枝に沿い食道まで切開し，次に右胃動脈に平行に胃壁に到達するまで行う。
▶ No.3a郭清はまず胃前壁に沿い尾側から頭側に切離し，小彎の剥離を終了の後，胃の後壁に沿い切離する(図5c)。

Q 切離はどこまでするのか？ ランドマークは？
▶ 左胃動脈上行枝の範囲を郭清し，前壁はNo.1との境界近傍まで行う。
▶ 後壁側は左胃動脈近傍まで行う。

Q 切離のコツは？
▶ 胃枝をていねいに剥離し，超音波凝固切開装置による胃壁の熱損傷に注意しながら確実に切離する。
▶ 超音波凝固切開装置の軸と切離線が一致するように助手と呼吸を合わせて術野を展開する。

Q 切離のピットフォールは？
▶ 胃枝背側の剥離が不十分なまま切離を行うと出血をきたすことがある。
▶ 郭清時に胃壁を損傷することがあるので注意する。

Focus 4 膵上縁リンパ節郭清：No.8a 郭清

1. 手技のスタートとゴール

- 右胃動脈を温存し，No.8a 郭清を行う（図6）。

図6 No.8a 郭清
a：大きく開窓した小彎からの視野
b：総肝動脈周囲神経叢前面の層での No.8a 郭清

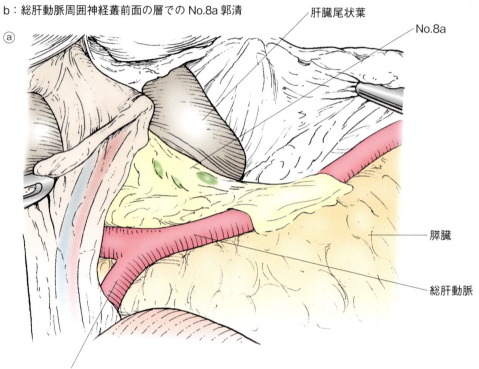
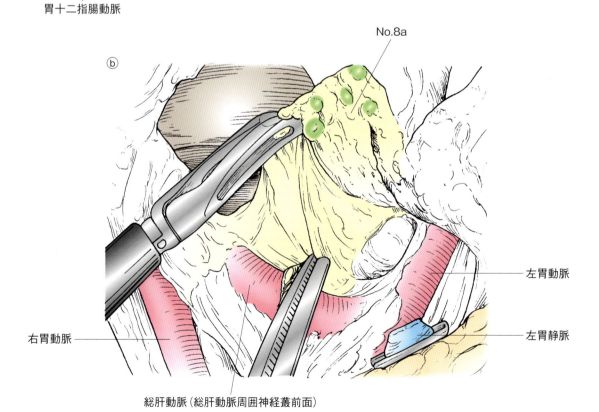

2. 手技の習得

- ● **手技の概要**
  大きく開窓した小彎からの良好な視野で膵上縁リンパ節郭清を行う。No.8aと右胃動脈の間をていねいに剥離し総肝動脈周囲神経叢を露出，次いで膵上縁とNo.8aの間を神経前面の層を露出しながら剥離し，No.8a郭清を行う。（🎥 4）
- ● **手技習得のポイント**
  (1) 右胃動静脈を温存したままNo.8a郭清を行うための術野展開を習得する。
  (2) 神経前面の層をていねいに剥離し，総肝動脈周囲神経叢前面を走行する神経束を露出する。

（動画時間3：21）

3. アセスメント

Q 視野形成はどのように行うのか？
▶助手右手鉗子で左胃動脈のペディクルを牽引し，助手左手鉗子はガーゼ，あるいはスポンジを把持し，膵を尾側に軽く牽引する。
▶術者右手鉗子で右胃動脈を右側に牽引する（**図6a**）。

Q 郭清開始はどこから行うのか？ うまい入り方は？
▶右胃動脈根部近傍とNo.8aとの境界を剥離し，総肝動脈周囲神経叢前面の層を露出する。

Q 郭清ラインの設定は？
▶腹側はNo.8aと膵上縁の境界を切離ラインとする。
▶背側は，横隔膜右脚上縁の延長線を切離ラインとする。

Q 郭清はどこまでするのか？ ランドマークは？
▶前面では右胃動脈根部近傍から脾動脈周囲神経叢が露出するまで行う。
▶上面では総肝動脈周囲神経叢の頭側に走行する太い神経束が完全に露出するまで郭清を行う。

Q 郭清のコツは？
▶右胃動脈は直接把持せず周囲組織を右側に牽引する。No.8aはやや左側に牽引し，最初にその間を切離する。
▶神経前面の層とリンパ節の間隙の疎性結合織をていねいに剥離する（**図6b**）。

Q 郭清のピットフォールは？
▶小網の開窓が不十分であれば視野展開が困難になるため，その場合は十分に小網を開窓し直す。
▶No.8aに流入する血管を損傷した場合，思わぬ出血をきたすので注意する。

Focus 5 膵上縁リンパ節郭清：No.11p 郭清

1. 手技のスタートとゴール

- 脾動脈神経叢の神経束と背側境界を露出し，No.11p 郭清を行う（図7）。

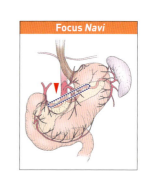

Focus Navi

図7 No.11p 郭清
a：脾動脈神経叢前面の剥離と神経束
b：No.11p 背側境界の剥離

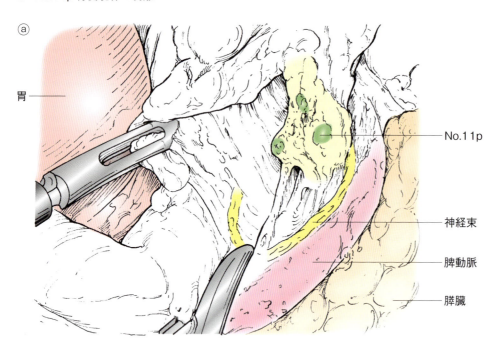

胃 / No.11p / 神経束 / 脾動脈 / 膵臓

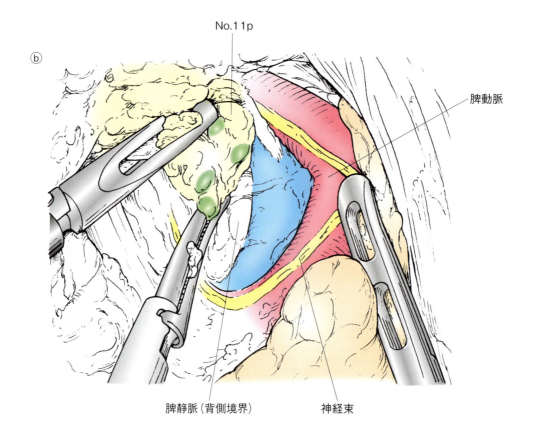

No.11p / 脾動脈 / 脾静脈（背側境界） / 神経束

2. 手技の習得

> ● **手技の概要**
> 通常，左胃動脈を切離した後に No.11p 郭清を行う。脾動脈周囲の脾動脈神経叢前面を剥離し，頭側を走行する神経束を露出する。この神経束は左腹腔神経節に合流するため，No.11p の背側境界周囲が露出される。次いで脾静脈，あるいは膵臓を確認し，その前面を No.11p 背側として切離する。(▶5)
>
> ● **手技習得のポイント**
> (1) 脾動脈を覆っている脾動脈神経叢前面から頭側の神経束を露出する。
> (2) No.11p 背側境界である脾静脈を露出する。

(動画時間 2：34)

3. アセスメント

Q 視野形成はどのように行うのか？
- 助手右手鉗子で胃後壁を尾側へ牽引し，助手左手鉗子はガーゼ，あるいはスポンジを把持し，膵臓を軽く尾側に牽引する。
- 術者右手鉗子で No.11p に続く癒合筋膜を牽引する。

Q 剥離開始はどこから行うのか？ うまい入り方は？
- 脾動脈根部より脾神経叢前面を露出し，頭側に走行する神経束を露出する（図 7a）。

Q 剥離層の設定は？
- 神経束を助手の左手で尾側に牽引し，No.11p を背側に向かい露出する。

Q 郭清はどこまでするのか？ ランドマークは？
- 脾静脈あるいは膵実質が露出するので，そこを No.11p 背側境界とする。

Q 郭清のコツは？
- 術者の左手で No.11p を牽引し，脾静脈，あるいは膵臓との間を超音波凝固切開装置で切離する（図 7b）。

Q 郭清のピットフォールは？
- 脾静脈前面は深部操作になるので出血に注意する。
- No.11p を牽引する癒合筋膜は裂けやすいので注意する。

Focus 6　再建：食道残胃吻合（観音開き法）

1. 手技のスタートとゴール
- 残胃前壁の漿膜筋層フラップをていねいに作製し，観音開き法再建を行う（図8）。

図8 観音開き法再建
a：漿膜筋層フラップの作製
b：食道残胃吻合
c：フラップの縫着

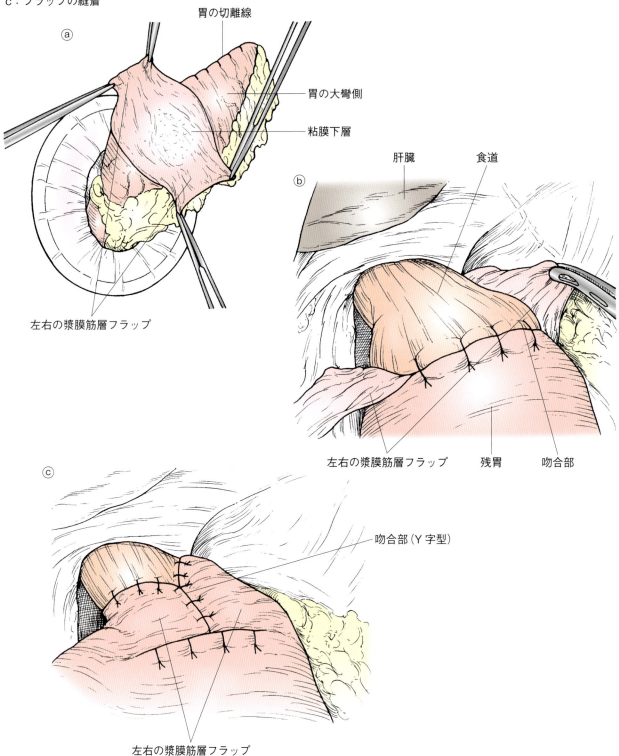

2. 手技の習得

● **手技の概要**

食道切離後，臍部の創を 4 cm に広げウーンドリトラクターを装着し胃を体外に牽引する。腫瘍の位置を確認し胃を切離し，噴門側胃切除術を行う。残胃前壁に横 2.5 cm，縦 3.5 cm の横 H 型の漿膜筋層フラップを作製し，その粘膜面遠位側に吻合孔を作製後，腹腔内に戻し再気腹する。腹腔鏡下での操作に戻り，食道を牽引した状態で食道断端から約 5 cm の食道後壁とフラップを形成した上縁の漿膜筋層を 4 針で固定する。吻合の後壁は食道全層胃粘膜連続または結節縫合，前壁は層々で粘膜は連続縫合，漿膜筋層は結節縫合する。最後にフラップを左右から Y 字型に縫着し，再建終了となる。（🎥 6 ）

● **手技習得のポイント**

(1) 残胃前壁に横 H 型の漿膜筋層フラップを作製する。
(2) 狭窄を生じさせない食道残胃吻合を心掛ける。
(3) 吻合部を覆い，Y 字型に漿膜筋層フラップを縫着する。

(動画時間 2 : 56)

3. アセスメント

Q 漿膜筋層フラップ作製のコツは？

▶漿膜筋層に少しずつ切開を加え，筋層と粘膜下層の間の疎性結合織に到達する。
▶粘膜下層の血管を損傷しないように注意しながら疎性結合織を剥離する。

Q 食道固定の注意点は？

▶埋め込む食道の長さが短くなると食道胃逆流が生じるため，十分に腹部食道を剥離し固定する。

Q 食道残胃吻合のコツは？

▶連続縫合を締め過ぎると狭窄になるため，過度な締め込みは行わない。
▶単結節縫合も締め込み過ぎると瘢痕狭窄の原因となるため，腹腔鏡下の結紮手技でも指で締め込む場合と同様の感覚を身に付ける必要がある。

Q 漿膜筋層フラップの縫着の注意点は？

▶縫代を大きく取りフラップを縫着すると狭窄が生じるため，左右のフラップは合わせるだけで緩やかに吻合部を包み込むイメージで縫着する。

Ⅳ トラブル・シューティング！

- 腹腔鏡下噴門側胃切除術における主なトラブル・シューティングとしては，①術中出血，②膵損傷がある。

1. 術中出血

Q 術中出血の好発部位（原因）はどこか？
▶術中出血の好発部位（原因）は，脾損傷である。

Q 術中出血の原因は？
▶脾周囲の癒着を不用意に牽引し，脾臓の被膜損傷を生じることが最も多い（図9）。

Q 術中出血の予防法は？
▶左胃大網動脈や短胃動脈を牽引する場合，脾臓との癒着部位をあらかじめていねいに剥離し，脾臓の被膜損傷を予防する。

Q 術中出血の対応は？
▶あらかじめ凝固用ボタン電極付き送水吸引管でソフト凝固ができるシステムを準備しておく。出血した場合，慌てず吸引をかけながらソフト凝固で出血を制御する。
▶止血困難な場合は圧迫止血とサージセル®・アブソーバブル・ヘモスタット（ジョンソン・エンド・ジョンソン）やタコシール®組織接着用シート（CSLベーリング）を用いる。

図9 術中出血
脾臓周囲の癒着を不用意に牽引することにより，脾損傷が生じる。
脾臓と周囲の癒着をあらかじめていねいに剥離することにより，脾の被膜損傷による術中出血を予防する。

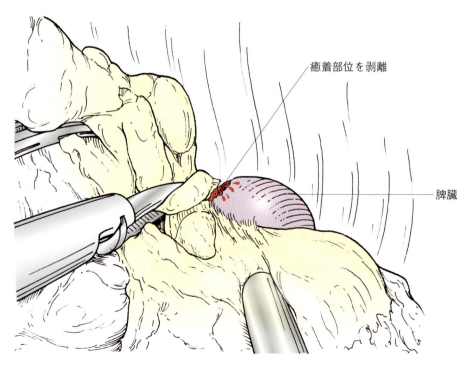

2. 膵損傷

Q 膵損傷の好発部位はどこか？
▶膵上縁リンパ節郭清時に膵上縁の挫滅や熱損傷を起こしやすい(図10)。

Q 膵損傷の原因は？
▶超音波凝固切開装置や鉗子による直接の挫滅。
▶超音波凝固切開装置の熱による損傷。

Q 膵損傷の予防法は？
▶右下のトロッカーを頭側寄りに置くことで鉗子による挫滅は軽減される。
▶超音波凝固切開装置のアクティブブレードが直接膵に接触しないようにする。

Q 膵損傷時の対処法は？
▶明らかな損傷が生じた場合はていねいに止血を行い，必要であれば縫合する。
▶熱損傷を生じた部位は脆弱になるので，挫滅しないように気を付ける。
▶損傷部位は膵液瘻を生じやすいのでドレーンを留置し，術後の膵液瘻に対処する。

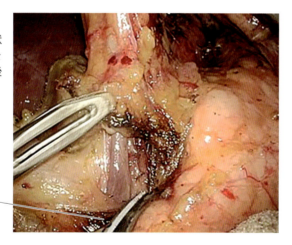

図10 膵損傷
アクティブブレードが熱をもった状態で不用意に膵と接触し，熱損傷を生じている。軽度であったため術後膵液瘻は生じなかった。

熱損傷あり

参考文献
1) 西﨑正彦, 藤原俊義：手術のtips and pitfalls　腹腔鏡下噴門側胃切除. 日外会誌 2016; 117: 543-6.
2) 上川康明, 小林達則, 上山　聡, ほか: 噴門側胃切除後の逆流防止を目指した新しい食道胃吻合法. 消化器外科 2001; 24; 1053-60.
3) Kuroda S, Nishizaki M, Kikuchi S, Noma K, et al: Double-Flap Technique as an Antireflux Procedure in Esophagogastrostomy after Proximal Gastrectomy. J Am Coll Surg 2016; 223; e7-13.

Column

「胃全摘術か噴門側胃切除術か？」

　噴門側胃切除術を積極的に行っていると胃全摘術のほうが患者の予後やQOLが勝り，噴門側胃切除術は行わないほうがよいとの指摘を受ける。5年生存率，逆流性食道炎，残胃癌に関して胃全摘術のほうが治療成績が良好だとの意見があるからである。しかしながら，胃全摘術後にるいそうの強い患者，逆流性食道炎を認めなくても誤嚥性肺炎を繰り返している患者が多いのも事実である。以下のことを守れば十分噴門側胃切除術が胃全摘術よりも良好な結果が出ると考えられる。①食道胃逆流を生じさせない吻合(筆者らが行っている観音開き法など)，②早期癌のみに施行する，③1/2以上残胃が残らない場合は行わない，④術後は生涯年1回の上部消化管内視鏡検査を施行する，⑤ピロリ菌の除菌を行う(効果は証明されていないかもしれないが)。いずれにしても他病死を含めた長期予後や健康寿命がどちらの群が良好なのかを検討すべきであると考えている。

腹腔鏡下胃全摘術

桜本信一　埼玉医科大学国際医療センター上部消化管外科

> ⚠️ **手術手技マスターのポイント**
> 1. No.6 郭清，膵上縁リンパ節郭清，横行結腸間膜のテイクダウンなど，腹腔鏡下幽門側胃切除術の基本手技を確実に行うことができる。
> 2. 脾被膜を損傷せずに胃脾間膜の処理を安全に行うことができる。
> 3. 食道壁を損傷せずに剥離・切離でき，緊張のかからない食道空腸吻合が実施できる。

略語一覧

- ASPDA：anterior superior pancreaticoduodenal artery，前上膵十二指腸動脈
- ASPDV：anterior superior pancreaticoduodenal vein，前上膵十二指腸静脈
- GDA：gastroduodenal artery，胃十二指腸動脈
- IPA：inferior phrenic artery，幽門下動脈
- IPV：inferior phrenic vein，幽門下静脈
- RGEA：right gastroepiploic artery，右胃大網動脈
- RGEV：right gastroepiploic vein，右胃大網静脈

I 手術を始める前に

1. 手術の適応（臨床判断）

(1) 適応となる場合
- U 領域にかかる早期胃癌および内視鏡的粘膜下層剥離術（ESD）後の追加治療症例。また，病巣が広範囲に存在し腹腔鏡下噴門側胃切除術の適応とならない症例。
- T3 以浅の進行胃癌で広範囲に病変が存在する症例。

(2) 適応としない場合
- 高度進行癌や 5〜6cm の臍部切開創から摘出できない腫瘍の大きい症例。

2. 手術時の体位と機器 (図1)

- 頭側挙上位，開脚位をとる。左上腕は広げ，右上腕は体幹に密着させる。
- 電気メス：胃後壁と膵前面の生理的癒着剥離や胃十二指腸動脈・膵下縁の露出，横行結腸間膜のテイクダウンに適している。特に網嚢から右側へ（横行結腸肝彎曲部へ向かって）の剥離操作に有用である。良好な剥離層をキープして手術がすすめられるため，膜解剖に沿った切開・剥離が可能である。
- 超音波凝固切開装置（LCS）：大網の切離，リンパ節郭清に用いる。
- バイポーラシザーズ：短胃動脈の切離に用いる。LCSと比べ，太い血管切離に対応可能である。
- 吸引付きモノポーラ鉗子：血液を吸引しながらソフト凝固で止血することができる。

3. 腹壁創（図2）

- 臍部に腹腔鏡用トロッカーを挿入し，左右側腹部に5mmトロッカー，10mmトロッカーを刺入する．トロッカーは基本的には逆台形に配置するが（図2），肥満例では右下トロッカーをやや正中・頭側に刺入する．
- 食道空腸吻合にサーキュラーステープラーを用いる場合は，左上トロッカー創を延長して横切開をおく．腫瘍の摘出と吻合に使用する．
- リニアステープラーを用いた吻合では，臍部創を延長して腫瘍の摘出と吻合に使用する．

図1 体位

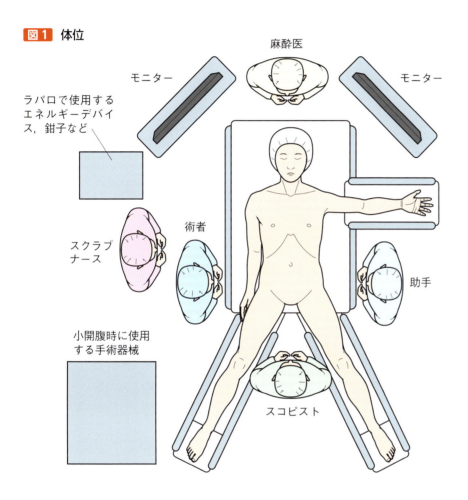

図2 腹壁創
a：トロッカー位置
b：術後写真

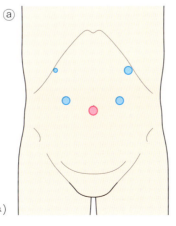
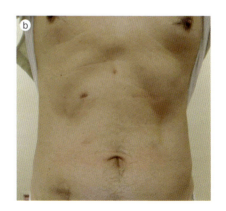

○ 5mm
○ 10mm
● 12mm（臍部のみ）

4. 周術期のポイント

(1) 術前
- 病巣の範囲を正確に診断しておく必要がある。食道浸潤例など口側境界が不明瞭な症例では，口側境界部にあらかじめマーキングを行う。
- 食道浸潤例，食道胃接合部癌，食道裂孔ヘルニア内に病巣がある症例では，病巣口側にクリッピングを行う。その後，上部消化管造影検査を行って口側切離線を決定する。また，症例によっては，術中内視鏡検査を行い口側マージンを確保して切離する。

(2) 術後
- 食道空腸吻合部背側に入れたドレーンからの排液を観察する。問題がなければ通常，術後2日目から飲水を開始し，術後3日目から流動食を開始する。Y脚周囲のトラブルがないか同時に評価する。

II 手術を始めよう—手術手技のインデックス！

1. 手術手順の注意点
- 開腹手術歴がある場合には，腸管損傷に留意して第一トロッカーを挿入する。
- 大網や腸管が腹壁に癒着している場合には，肝鎌状靱帯を目印として胃前壁を露出する。右胃大網動静脈を損傷しないように気を付ける。
- 大網が胆嚢や肝右葉に癒着している場合には，No.6郭清に先立って剥離しておく。このような癒着があると右胃大網動静脈が右側・頭側に牽引され，根部の露出が難しくなる。

2. 実際の手術手順

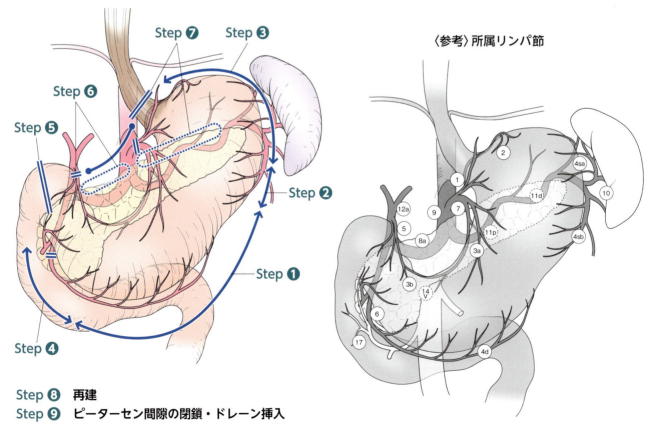

Step ❽　再建
Step ❾　ピーターセン間隙の閉鎖・ドレーン挿入

（日本胃癌学会編：胃癌取扱い規約　第15版．金原出版，東京，2017．より引用改変）

[Focus は本項にて習得したい手技（後述）]

Step ❶　胃結腸間膜（大網）の切離

Step ❷　左胃大網動静脈の処理
(p.140)　（No.4sb 郭清）（図A） Focus 1

Step ❸　胃脾間膜の処理（No.4sa 郭清）
(p.140)　 Focus 1

Step ❹　幽門下の処理（No.6 郭清）（図B）
(p.143)　a. 右胃大網静脈の露出・処理 Focus 2
　　　　b. 右胃大網動脈の露出・処理
　　　　c. 幽門下動静脈の処理

Step ❺　十二指腸切離＊
(p.146)

Step ❻　右胃動脈の処理と膵上縁リンパ節郭清（図C）
(p.147)　 Focus 3
　　　　a. 右胃動静脈根部の露出・処理
　　　　b. No.8a 郭清
　　　　c. 左胃動静脈の露出・処理
　　　　a. No.9 郭清

Step ❼　食道切離と脾動脈周囲リンパ節郭清（図D）
(p.150)　 Focus 4
　　　　a. 下横隔動脈食道噴門枝の処理
　　　　　（No.2 郭清）
　　　　b. No.11p, No.11d 郭清

Step ❽　再建 Focus 5
(p.153)　a. 挙上空腸の作成
　　　　b. Y脚吻合
　　　　c. 食道空腸吻合

Step ❾　ピーターセン間隙の閉鎖・ドレーン挿入

＊ここでは簡単に手技のコツ（ Knack ）を示します。

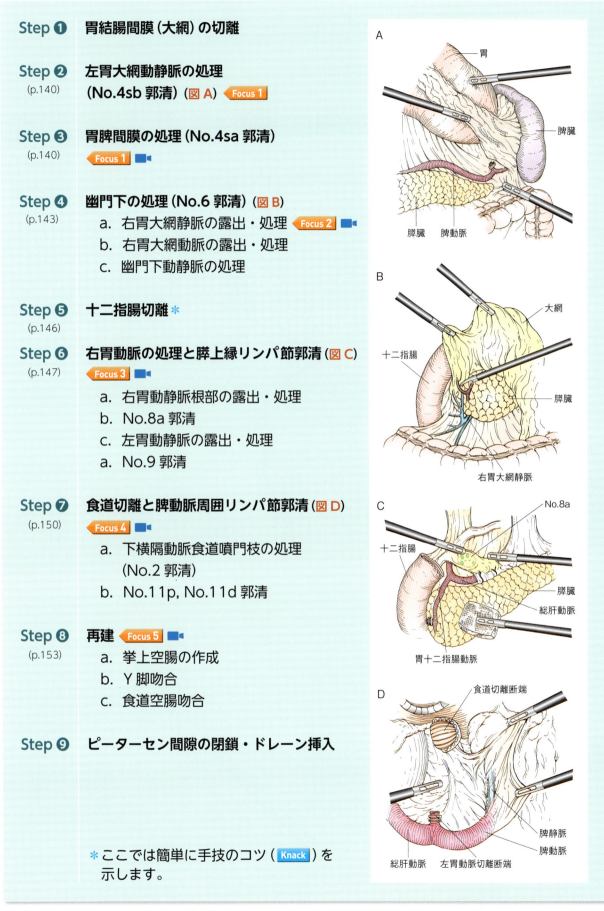

図A）木下敬弘：腹腔鏡下胃全摘．北野正剛，北川雄光編，腹腔鏡下消化器外科手術 標準手技シリーズ 1. 上部消化管．メジカルビュー社，東京，2015; p159, 図17. より引用改変
図B）桜本信一，ほか：胃癌に対する腹腔鏡下胃全摘術．消化器外科 2015; 38: 1253 図6. より引用改変
図C）木下敬弘：腹腔鏡下胃全摘．北野正剛，北川雄光編，腹腔鏡下消化器外科手術 標準手技シリーズ 1. 上部消化管．メジカルビュー社，東京，2015; p154, 図8. より引用改変

Ⅲ 手技をマスターしよう！

前述の「手術手順」の中でマスターしたい手技に着目！

Focus 1 左胃大網動静脈および胃脾間膜の処理

1. 手技のスタートとゴール

- 短胃動静脈を脾下極から上極まで切離して，胃体部大彎側を遊離する（図3）。

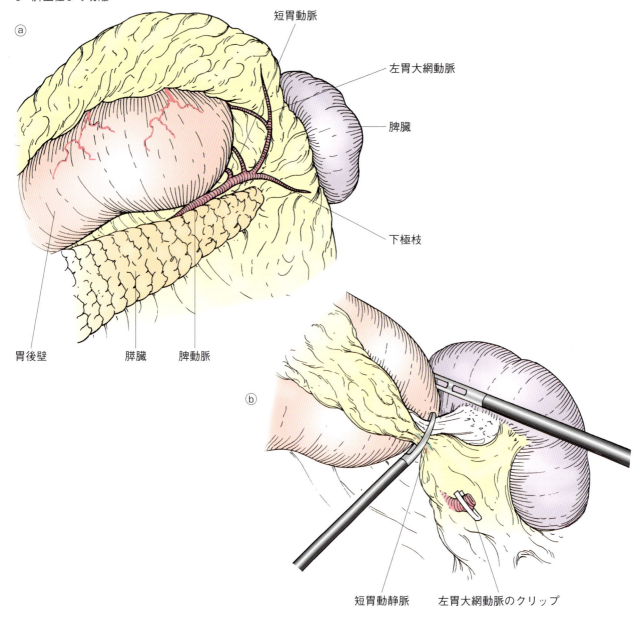

図3 左胃大網動脈および胃脾間膜の処理
a：左胃大網動静脈および短胃動静脈の走行を網嚢内腔から観察
b：脾門から立ち上がる短胃動静脈を切離
c：脾上極まで切離

（木下敬弘：腹腔鏡下胃全摘．北野正剛，北川雄光編，腹腔鏡下消化器外科手術 標準手技シリーズ 1．上部消化管．メジカルビュー社，東京，2015；p159, 図18．より引用改変）

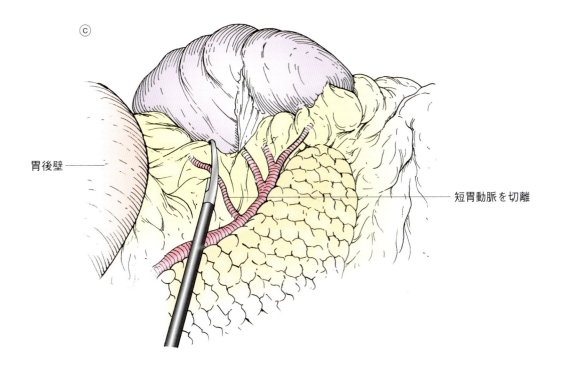

胃後壁
短胃動脈を切離

2. 手技の習得

- **手技の概要**
  - (1) 網嚢内腔から左胃大網動静脈の立ち上がりを確認する。
  - (2) 脾動脈下極枝を温存して左胃大網動静脈を切離する。
  - (3) 胃脾間膜内の短胃動静脈を脾上極に向かって脾門寄りで切離する。（🎦 1）
- **手技習得のポイント**
  - (1) 脾臓の被膜損傷など不要な出血を回避する。
  - (2) 短胃動静脈を確実に切離する。

（動画時間 2:07）

3. アセスメント

Q 術野形成はどのように行うのか？

- ▶ 短胃動静脈の走行は，網嚢内腔および腹壁側からの両方向から交互に確認する（図 3a）。
- ▶ 網嚢内腔からの短胃動静脈の観察は，助手右手鉗子で胃後壁を挙上し，助手左手鉗子で膵体尾部を背側に展開して行う。
- ▶ 腹側から観察する際には，助手右手鉗子で胃前壁を10時方向に牽引し，短胃動静脈と脾臓の境界部を展開する。カメラ助手は腹側から覗き込むように操作する。

Q 切離（剥離）開始はどこから行うのか？ うまい入り方は？

- ▶ 左胃大網動静脈切離に次いで，短胃動静脈の切離を開始する（図 3b）。
- ▶ 膵尾部前面と脾下極との間から立ち上がる血管が短胃動静脈であり，同部を切離の始点とする。
- ▶ 血管周囲は脂肪で包まれているため，脂肪の塊としてとらえられることが多い。

Q 切離ライン（剥離層）の設定は？
▶短胃動静脈の立ち上がりから約 1〜2cm 離して切離する（図 3c）。

Q 切離（剥離）はどこまでするのか？ ランドマークは？
▶切離の終点は脾上極までとして，横隔膜左脚近傍まで切離する。

Q 切離（剥離）のコツは？
▶胃後壁と膵前面の癒着を剥離すると短胃動静脈の丈が長くなる。胃脾間にスペースを作り，短胃動静脈を直線化することがコツである。
▶短胃動静脈に対して直交するようにエネルギーデバイスを使用することがコツである。
▶脾臓の被膜への大網の癒着は前もって剥離することが重要である。

Q 切離（剥離）のピットフォールは？
▶脂肪に覆われた血管が半切れ状態だと，出血の原因となる。
▶郭清に必要ない脂肪を余分に切除すると術野展開が困難となり，不要な出血を招く。
▶脾上極で胃壁と膵臓や脾臓とのスペースが狭く，エネルギーデバイスが挿入困難な場合には無理はしない。そのような場合には食道を離断した後に頭側からアプローチすることも考慮する。

Focus 2　幽門下の処理（No.6 郭清）：右胃大網静脈の露出・処理

1. 手技のスタートとゴール（図4）

- 右胃大網静脈（RGEV）を前上膵十二指腸静脈（ASPDV）流入部の遠位で切離する。
- これらの操作により幽門下リンパ節が郭清される。

図4 右胃大網静脈の露出・処理（No.6 郭清）
a：胃後壁と膵前面の癒着剥離
b：右胃大網動静脈（RGEA/V）を切離

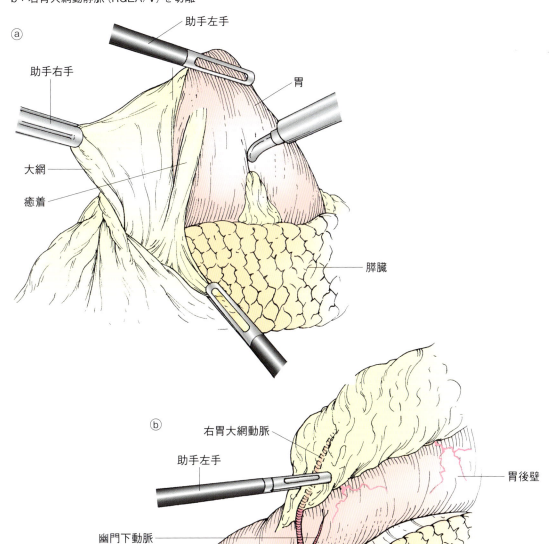

2. 手技の習得

- ● 手技の概要
    (1) 胃後壁と膵前面の癒着を剥離した後（図 4a），胃十二指腸動脈（GDA）を露出し，右胃大網動脈（RGEA）の立ち上がりを確認する．
    (2) 膵下縁の被膜を切離して横行結腸間膜基部を確認し，横行結腸をテイクダウンする．（■◀ 2）
    (3) 副右結腸動静脈前面を剥離し，RGEV 根部を露出する．（■◀ 3）
- ● 手技習得のポイント
    (1) 体型にかかわらず横行結腸間膜のテイクダウンを行うことができる．良好な剥離層に入り大網切離ができる．
    (2) 前上膵十二指腸静脈（ASPDV）を露出して，適切な位置で右胃大網静脈（RGEV）が切離できる．
    (3) 右胃大網動脈（RGEA），幽門下動静脈（IPA/V）を露出し処理できる．

（動画時間 3：11）

（動画時間 2：40）

3. アセスメント

Q 術野形成はどのように行うのか？

▶右胃大網静脈（RGEV）の剥離：助手左手鉗子でRGEA/V のペディクルを挙上し，助手右手鉗子で横行結腸間膜を尾側に展開する．

▶横行結腸のテイクダウン：術者左手で結腸間膜前葉の膜を把持し，牽引したり緩めたり，左右に動かして脂肪と脂肪の間の粗な結合織を同定する．これが良好な剥離層である（図 5）．

▶右胃大網動脈（RGEA）の剥離：助手左手で胃後壁を頭側に，助手右手でペディクルを腹側に牽引して三角形の面を作る．網囊内側から GDA と RGEA の立ち上がりを展開する．

Q 切離（剥離）開始はどこから行うのか？ うまい入り方は？

▶膵下縁の被膜を切離して横行結腸間膜の基部を露出する（図 6）．
▶横行結腸のテイクダウン：基部から副右結腸動静脈を確認して，血管に沿って尾側・右側に向けて剥離する（図 5）．

Q 切離ライン（剥離層）の設定は？

▶横行結腸のテイクダウン：横行結腸間膜内の血管前面（横行結腸間膜前葉）と大網背側の粗な結合織を剥離する．横行結腸間膜の脂肪の色調と，大網の脂肪の色調は異なるので，この色調境界部を剥離すると良好な層がキープできる．

Q 切離（剥離）はどこまでするのか？ ランドマークは？

▶横行結腸のテイクダウン：十二指腸下行脚に向かい肝彎曲部まで行う．
▶ ASPDV は，十二指腸側から膵頭部の被膜を剥離すると容易に露出できる（図 7 赤矢印線）．

Q 郭清のコツは？

▶横行結腸のテイクダウン：横行結腸間膜，膵頭部前面，大網の癒合は鈍的に剥離できる．鉗子を"平泳ぎ"のごとく左に展開し次いで右にと操作して，横行結腸間膜内の血管前

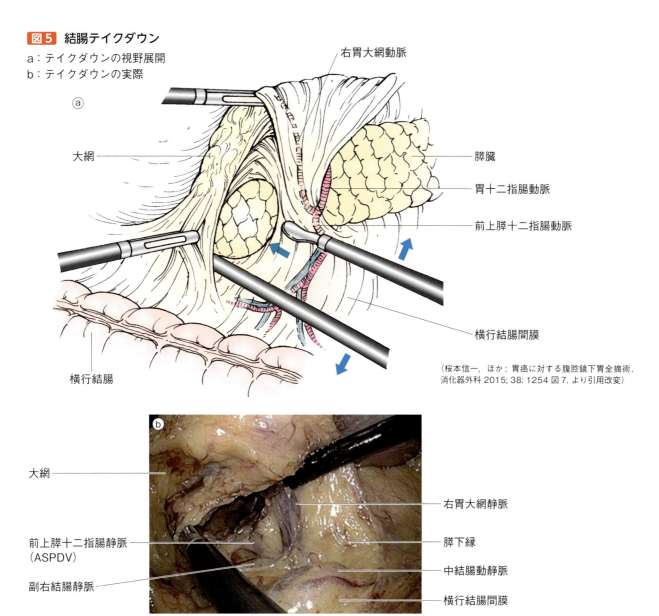

図5 結腸テイクダウン
a：テイクダウンの視野展開
b：テイクダウンの実際

(桜本信一, ほか：胃癌に対する腹腔鏡下胃全摘術. 消化器外科 2015; 38: 1254 図7. より引用改変)

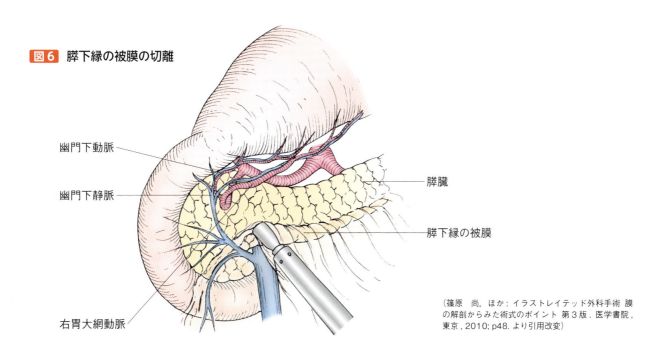

図6 膵下縁の被膜の切離

(篠原 尚, ほか：イラストレイテッド外科手術 膜の解剖からみた術式のポイント 第3版. 医学書院, 東京, 2010; p48. より引用改変)

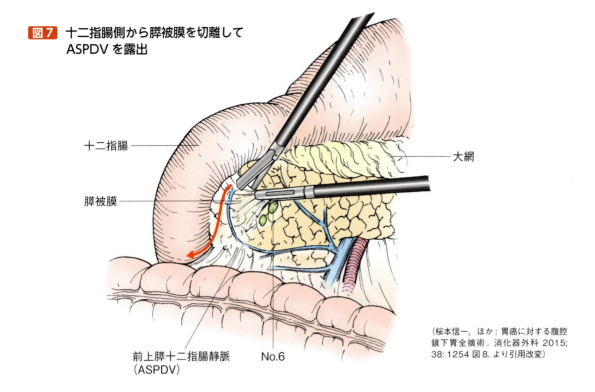

図7 十二指腸側から膵被膜を切離して ASPDV を露出

十二指腸／膵被膜／前上膵十二指腸静脈（ASPDV）／No.6／大網

（桜本信一，ほか：胃癌に対する腹腔鏡下胃全摘術．消化器外科 2015; 38: 1254 図8. より引用改変）

面を肝彎曲に向けて"平泳ぎ"のように滑り込ませていくと，出血しない良好な層がキープできる（図5 青矢印）。
- 右胃大網静脈（RGEV）の露出：副右結腸静脈を露出すると，容易に確認できる。
- 右胃大網動脈（RGEA）の露出：胃十二指腸動脈（GDA）の神経外縁に沿って尾側に剥離を進めると，"富士山の裾野"のごとく血管が立ち上がる。その頂上が右胃大網動脈（RGEA）で，周囲の神経を血管に沿って切離すると出血なく効率的に剥離することができる（図4b）。

Q 郭清のピットフォールは？

- 膵前面では何重にも重なった筋膜を認識して剥離をすすめる。浅い層の場合には1枚深く入り，深く入った場合には浅い層に修正する。"タマネギの皮を剥く"ごとく層を乗り換える。
- 右胃大網静脈（RGEV）の切離：その背側にある膵枝を損傷すると止血に難渋する。膵枝は背側から確認しておく。
- 右胃大網動脈（RGEA）の切離：胃十二指腸動脈（GDA）から立ち上がる"富士山の裾野"で切離しない。前上膵十二指腸動脈（ASPDA）が分岐するので，その中枢側に存在するRGEA分岐部で切離する。

Knack 十二指腸切離

- 十二指腸はリニアステープラーを用いて幽門輪に平行に切離する。
- 切離後に十二指腸断端を埋没縫合することを念頭に，余裕をもって切離する。
- 癌病巣が幽門輪近傍に存在する場合や，十二指腸に浸潤している場合には，切除断端陰性になるよう十分なマージンを確保して切離する。

Focus 3 右胃動脈の処理と膵上縁リンパ節郭清

1. 手技のスタートとゴール
- 右胃動脈および左胃動脈が根部で切離され,膵上縁のリンパ節が郭清されている(図8)。

図8 膵上縁リンパ節郭清
a：膵上縁リンパ節郭清の切離線
b：右胃動脈背側の展開
c：郭清終了後

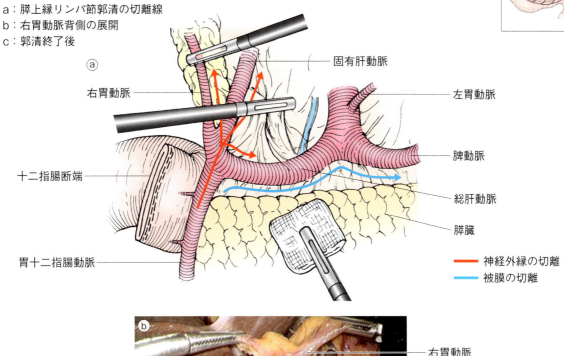

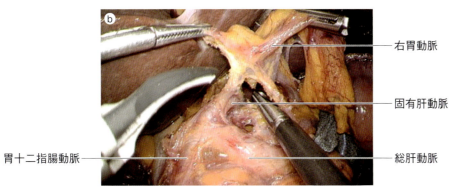

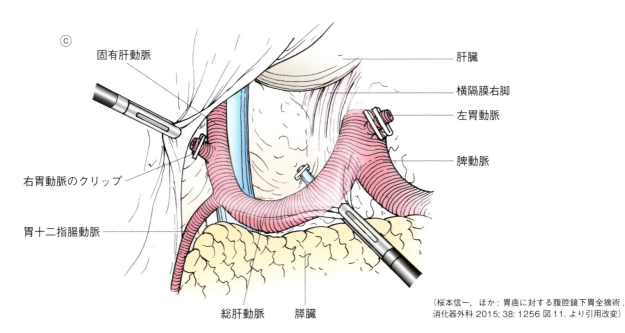

(桜本信一,ほか：胃癌に対する腹腔鏡下胃全摘術.
消化器外科 2015; 38: 1256 図11.より引用改変)

2. 手技の習得

- **手技の概要**
  (1) 胃十二指腸動脈（GDA）をランドマークにして，総肝動脈，固有肝動脈，右胃動脈分岐部を露出する。
  (2) 右胃動脈（RGA）を根部で切離しNo. 5を郭清する。
  (3) 膵上縁でNo. 8aを郭清しつつ，左胃動静脈（LGA/V）を根部で切離してNo. 7を郭清する。
  (4) 最後に横隔膜右脚に沿ってNo. 9を郭清する。（🎥 ④）
- **手技習得のポイント**
  (1) 膵上縁リンパ節と膵実質の境界部を見極めることができ，膵損傷を起こさず郭清できる。
  (2) 胃十二指腸動脈（GDA），総肝動脈（CHA），固有肝動脈（PHA）分岐部を露出できる。
  (3) 総肝動脈の神経叢を温存する層（アウターモーストレイヤー）で郭清ができる。
  (4) 右胃動静脈および左胃動静脈を根部で切離する。

(動画時間 3：08)

3. アセスメント

Q 術野形成はどのように行うのか？

▶膵上縁では術者と助手で小さな三角形の面を作り，適度なカウンタートラクションをかける。この小さな三角面を左側に移動させながら郭清をすすめる（図9）。
▶総肝動脈前面の神経叢，胃膵間膜を把持・牽引し，膵臓を愛護的に圧排して術者のエネルギーデバイスの軸に合わせるように術野を展開する。

Q 切離（剥離）開始はどこから行うのか？

▶GDAを始点として，膵被膜の切離，総肝動脈の神経叢の露出を行う。

図9 膵上縁リンパ節郭清のための術野形成

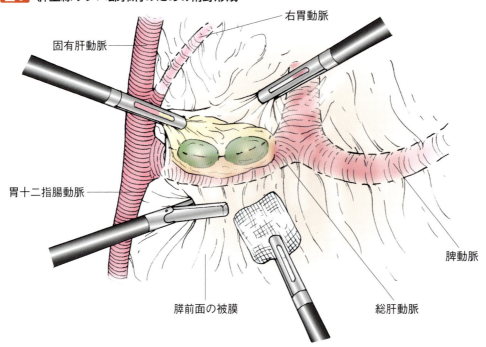

Q 切離ライン（剥離層）の設定は？

▶ 胃十二指腸動脈（GDA）前面から総肝動脈の神経叢前面に入り，この層をキープして左側に郭清を進める（図8a 矢印）。

Q 郭清はどこまでするのか？ ランドマークは？

▶ 右側は胃十二指腸動脈（GDA），左側は左胃動脈および脾動脈根部，頭側は横隔膜右脚まで郭清する（図8c）。
▶ 血管前面では総肝動脈の神経叢がランドマークとなる。

Q 郭清のコツは？

▶ 右胃動脈および左胃動脈はその左側がルーズであり，血管根部が露出しやすい。
▶ それぞれの血管根部露出のコツは，血管に沿って神経を切離することである。クリップするには血管をある程度剥離する必要があるが，血管走行に沿って超音波凝固切開装置（LCS）を使用すると容易に剥離できる。
▶ 左胃静脈が左胃動脈右側にある場合には，動脈右側に沿って神経を切離すると自然と静脈が露出される（図10）。
▶ No.8a および No.11 を覆う膵被膜の切離では，超音波凝固切開装置を大きく開かず"おちょぼ口"にして滑り込ませる。
▶ 神経叢を温存する層に超音波凝固切開装置のティッシュパッド側を入れ，パッドを滑らせて総肝動脈下縁で凝固切開してリンパ節を郭清する。

Q 郭清のピットフォールは？

▶ 右胃動脈は走行にバリエーションが多いので，背側・腹側から解剖学的な誤認がないことを確認する。
▶ 膵実質が総肝動脈に覆い被さっている場合には，膵被膜を十分に切開して動脈・リンパ節・膵実質との境界部を確認し，膵損傷を回避する。

図10 血管に沿って切離する左胃動脈周囲の神経

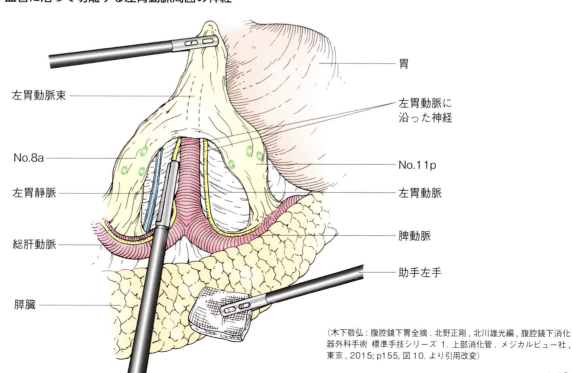

（木下敬弘：腹腔鏡下胃全摘．北野正剛，北川雄光編，腹腔鏡下消化器外科手術 標準手技シリーズ 1. 上部消化管．メジカルビュー社，東京，2015；p155，図10．より引用改変）

Focus 4　食道切離と脾動脈周囲リンパ節郭清

1. 手技のスタートとゴール

- 脾動脈周囲の No. 11 が切除されている（図11）。

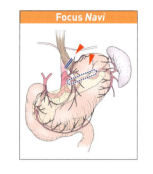

図11 食道切離と脾動脈周囲リンパ節郭清
a：食道噴門枝の切離
b：食道の切離
c：脾動静脈を背側から確認
d：郭清終了後（膵背側から）

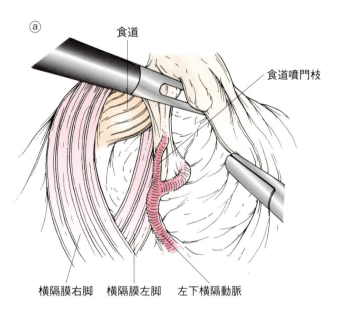

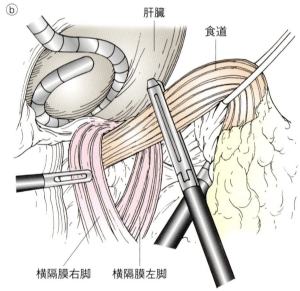

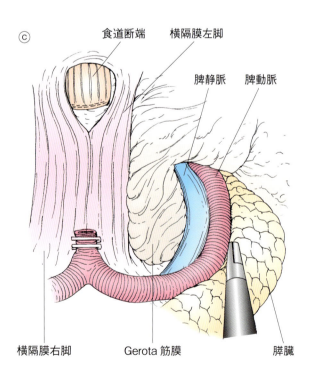

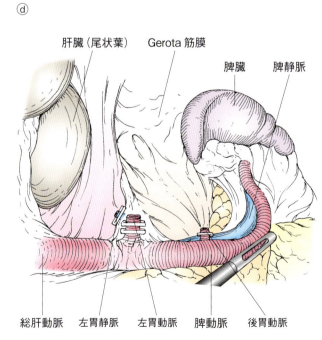

2. 手技の習得

● **手技の概要**

食道をリニアステープラーで切離する。No.11 郭清では，膵体部を頭側から脱転（後腹膜から剥離）して，膵背側から脾動静脈を確認する。その後，No.11 を含む胃膵間膜を"ついたて状"に挙上して郭清する。(▶◀ 5)

● **手技習得のポイント**

(1) 食道をテーピングして挙上し，左下横隔動脈から分岐する食道噴門枝を切離する。
(2) Gerota 筋膜と膵後筋膜の癒合筋膜 (Told fusion fascia) を剥離して膵臓を頭側から脱転する。膵後筋膜を切離すると脾動静脈が背側から露出される。

(動画時間 2:29)

3. アセスメント

Q 食道の剥離・切離はどのように行うのか？

▶ 左右の横隔膜脚を目印にして，腹部食道を全周性に剥離する。
▶ 食道は 9 時方向から 3 時方向に向けてリニアステープラーで切離する。長軸方向に対して垂直に切離する（図 11b）。

Q No.11 郭清の術野形成はどのように行うのか？

▶ 助手の右手で胃体上部小彎を腹側に，助手の左手で後胃動脈近傍の脂肪織を腹側下方に牽引して，膵体部を後腹膜から持ち上げるように展開する（図 12）。
▶ No.11 郭清時は，助手の右手で No.11 を含む脂肪織を腹側に牽引し，左手で膵臓を圧排して脾動静脈を直線状に展開する。

図12 No.11 郭清の術野形成

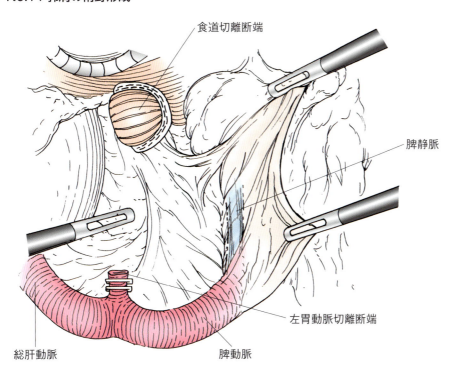

Q 郭清の開始はどこから行うのか？ うまい入り方は？
▶ 横隔膜左脚の筋膜前面で，左側・背側にエネルギーデバイスを滑らせるように操作して白色調の結合織を剝離して膵臓を脱転する。

Q 郭清の際の剝離層の設定は？
▶ 脾動脈前面の神経叢を温存する層および膵実質を目安に郭清する。

Q 郭清はどこまでするのか？
▶ D1+の場合には脾動脈根部から膵尾部末端までを2等分した位置より近位側までを，D2では膵尾部末端までを郭清する。

Q 郭清のコツは？
▶ 脾動静脈を膵背側から確認する（図11c）。
▶ No.11 を"ついたて状"に展開する。
▶ 脾動静脈を直線化する。
▶ 神経叢前面の層をキープして脾動脈末梢に向けて郭清する（図13）。

Q 郭清のピットフォールは？
▶ 脾動静脈が屈曲蛇行した症例では血管損傷に気を付ける。
▶ 背側の膵臓をリンパ節と誤認して切り込まない。

図13 膵体尾部上縁のリンパ節郭清

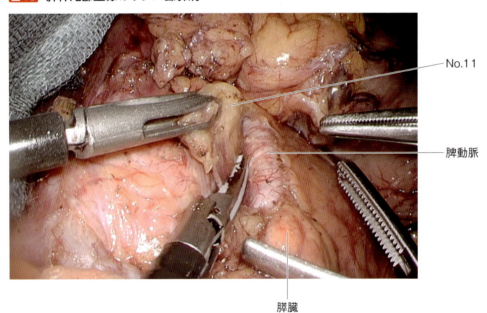

No.11
脾動脈
膵臓

Focus 5　再建（食道空腸吻合・経口アンビル法）

1. 手技のスタートとゴール（図14）
- 挙上空腸に緊張がかからず，捻れない吻合を行う。
- 吻合部狭窄を起こさないように注意する。

図14 再建（経口アンビル法）
a：食道断端にアンビルヘッドを装着
b：正面視しながら吻合
c：挙上空腸を横隔膜右脚に固定

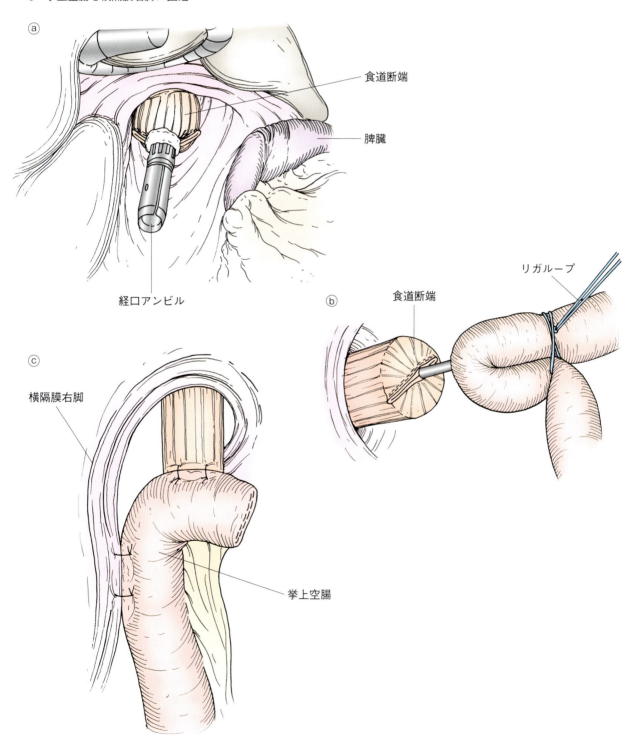

2. 手技の習得

- **手技の概要**
  食道断端に経口アンビルヘッドを装着する。挙上空腸を作成して腹腔鏡下に食道空腸吻合を行う。(▶◀ ⑥)
- **手技習得のポイント**
  (1) 食道粘膜損傷に留意して経口アンビルヘッドを挿入する。
  (2) 空腸を結腸前経路で挙上し，捻れないように吻合する。

(動画時間 3：00)

3. アセスメント

Q 経口アンビルヘッドの装着はどのように行うのか？
▶アンビルヘッドは食道断端の中央部に留置する。ハサミで小孔を開け，胃管を引き抜く（図 14a）。
▶咽頭に引っ掛かった場合には，咽頭展開して誘導する。

Q 挙上空腸の作成はどのように行うのか？
▶Treitz 靱帯から 20～25cm の空腸を切離して挙上空腸を作成する。
▶辺縁動脈を切離して吻合部に緊張がかからないようにする。

Q 吻合のコツは？
▶アンビルヘッドと吻合器本体が直線状になるようにして合体させる。
▶腹腔鏡を挿入するトロッカーは吻合部が正面視できる部位のトロッカーに変更する（図 14b）。
▶挙上空腸を吻合器本体にしっかりと固定し，空腸がたわまないようにする（図 14b）。

Q 吻合時のピットフォールは？
▶挙上空腸の捻れ，吻合部への挟み込み，吻合部の過緊張などが問題となる。
▶吻合部狭窄に注意しながら，縫合不全防止の目的で吻合部に全層結節縫合を 3 針追加する（図 14c）。
▶挙上空腸を 2～3 針横隔膜右脚または十二指腸断端に固定して，捻れを防止する（図 14c）。

Ⅳ トラブル・シューティング！

- 腹腔鏡下胃全摘術におけるトラブル・シューティングは切除・郭清時に発生するものと吻合時に発生するものがある。すなわち，
  ①術中出血
  ②術中膵損傷
  ③挙上空腸の過緊張や捻れ
  ④サーキュラーステープラー法：吻合部へ挙上空腸の挟み込み
  ⑤リニアステープラー法：吻合部先端（特に挙上空腸）の損傷，アンビルフォークの食道粘膜下層への誤挿入

1. 術中出血
Q 好発部位はどこか？
▶ 胃脾間膜を処理する際の脾臓の被膜損傷による出血（図15）。
▶ No.6郭清時の幽門下動静脈からの出血。
▶ 膵上縁で郭清したリンパ節周囲からの出血。

Q 原因は？
それらの原因は，順に
▶ 脾臓の被膜損傷は，胃壁や脾周囲の脂肪織を過牽引することにより発生する。
▶ 幽門下動静脈からの出血は，その走行を確認せずにエネルギーデバイスを使用したり，血管が半切れ状態になると発生する。
▶ 郭清したリンパ節周囲からの出血は，郭清したNo.8aそのものを直接牽引したり，周囲の被膜を過牽引することにより発生する。

図15 脾臓の被膜損傷による出血

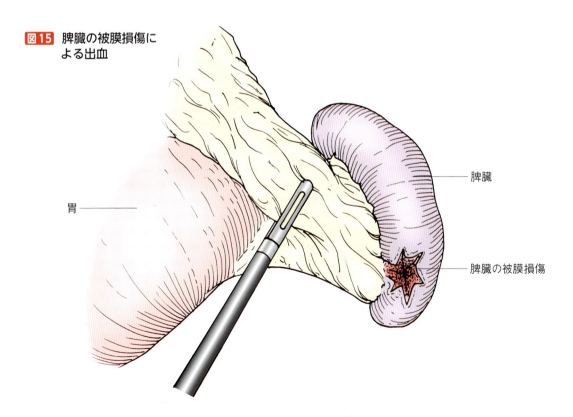

胃
脾臓
脾臓の被膜損傷

Q 予防法は？

それらの予防法は，順に

▶脾周囲では胃壁や脂肪織を過度に牽引しない。

▶血管を完全に挟み込んでエネルギーデバイスを使用する。中途半端に血管を切離しない。

▶郭清したリンパ節を過度に牽引しない。

Q 発生時の対応は？

▶出血の性状，部位により止血法は異なる。

▶まず，ガーゼで圧迫して止血を試みる。次に出血部位を確認する。その性状が静脈性か動脈性か，膵実質からのものか血管そのものかなどを判断する。

▶ウージングではソフト凝固によりほとんどが止血可能である。

▶膵実質や血管前面，および胃結腸静脈幹周囲では，過度のソフト凝固使用による熱損傷が懸念されるため，サージセル®など止血剤を貼付してガーゼで圧迫止血を試みる。

▶動脈性の出血ではクリップを用いる。

▶脾臓の被膜損傷：ソフト凝固で止血困難な場合には止血用製剤を用いる。タコシール®は1×2cm大に切り，これを折りたたんで10mmトロッカーから挿入する。腹腔内で開いて出血部位に貼付し，ガーゼで圧迫止血する。

2. 術中膵損傷

Q 好発部位はどこか？（図16）

▶① No.6郭清：右胃大網動脈の根部近傍。

▶② No.8a郭清：総肝動脈の近傍。

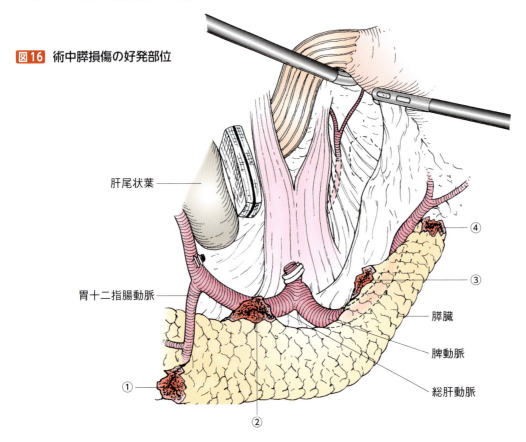

図16 術中膵損傷の好発部位

（木下敬弘：腹腔鏡下胃全摘．北野正剛，北川雄光編，腹腔鏡下消化器外科手術 標準手技シリーズ1. 上部消化管．メジカルビュー社，東京，2015; p156, 図12. より引用改変）

- ③ No.11p 郭清：脾動脈の近傍。
- ④ No.4sb 郭清：膵尾部下縁。

Q 原因は？
- 郭清すべきリンパ節と膵組織を誤認することが原因となる。

Q 予防法は？
- エネルギーデバイスで切離する際には，脂肪塊，リンパ節，膵実質などの見極めが大切である。
- No.6 郭清の際，膵臓がペディクルと一緒に挙上される症例では右胃大網動脈（RGEA）周囲の神経叢や膵下縁の被膜を十分切離して，膵臓を背側に落としておく。

Q 発生時の対応は？
- 損傷部周辺にドレーンを留置する。
- 損傷が大きい場合には大網を覆い被せ，縫合して充填する。

3. 挙上空腸の過緊張や捻れ

Q 過緊張の原因は？
- 腸間膜が脂肪で肥厚している症例では空腸動脈が確認できず，腸間膜の切離が不十分となることに起因する。

Q 挙上空腸の過緊張や捻れに対する予防法は？
- 吻合前に空腸を食道断端まで挙上して，緊張がかからないことを確認する。
- 緊張がかかる場合には犠牲腸管を作成する。
- 結腸後経路も選択肢の1つである。
- 挙上空腸の腸間膜反対側や，腸間膜腹側にピオクタニン®でマーキングして捻れないように挙上する。

Q 挙上空腸の捻れが発生したときの対応は？
- 吻合後に捻れが判明した場合には，再吻合も考慮する。

4. サーキュラーステープラー法：吻合部へ挙上空腸の挟み込み

Q 好発部位はどこか？
▶吻合部の腸間膜側に好発する（図17）。

Q 原因は？
▶挙上空腸を吻合部に挟み込んだ状態でファイヤーすると発生する。

Q 予防法は？
▶吻合部の空腸がたわんで蛇腹状にならないように，挙上空腸を本体にしっかりと固定する。
▶吻合時には流出路を確保するように挙上空腸を牽引・調整する。

Q 発生時の対応は？
▶術中内視鏡を行い，挟み込みの程度を観察する。全周に挟み込まれた場合には，再吻合を余儀なくされる。
▶挟み込みが全周でない場合には，術中内視鏡ガイド下に吻合部を1/3周程度切開して，吻合径を確保して結節縫合により閉鎖する。

図17 挙上空腸の挟み込み

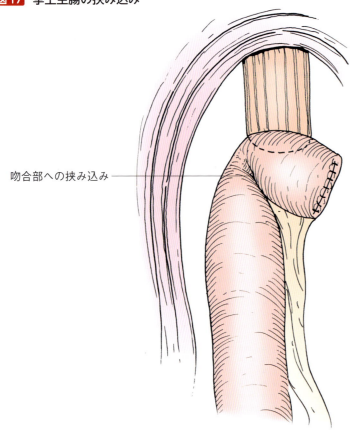

吻合部への挟み込み

5. リニアステープラー法：吻合部先端の損傷，アンビルフォークの食道粘膜下層への誤挿入

Q 好発部位はどこか？
▶吻合部先端の損傷は，挙上空腸の先端部に好発する。

Q 原因は？
▶吻合部先端の損傷は，空腸にカートリッジフォークを挿入して挙上する際，自動縫合器を過度に押し込むと損傷する（図18）。
▶アンビルフォークを食道に挿入する際，挿入孔の観察が不十分な場合に食道粘膜下層への誤挿入が発生する。

Q 予防法は？
▶損傷：吻合想定部に空腸を挙上して，緊張がかからないようシミュレーションしておく。
▶食道粘膜下層への誤挿入：食道へのステープラー挿入孔は大きめに切開する。また，切開部に全層結節縫合をおきステープラー挿入時の支持糸とする。

Q 発生時の対応は？
▶損傷発生時は損傷部を吸収糸で縫合閉鎖する。損傷部の確認が腹腔鏡下で困難な場合には，左胸腔鏡下に閉鎖する。
▶アンビルフォークを食道粘膜下層に誤挿入して吻合すると，挙上空腸と食道筋層が縫合される。この場合，食道粘膜を切開して吻合部を開通させ，食道粘膜を吻合部に縫合固定する。

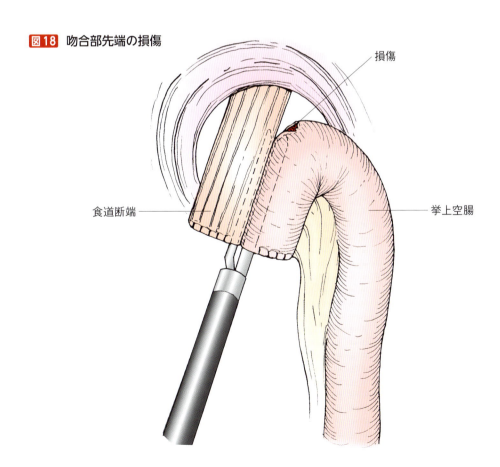

図18 吻合部先端の損傷

◆ **参考文献**

1) 桜本信一, ほか: 胃癌に対する腹腔鏡下胃全摘術. 消化器外科 2015; 38: 1249-61.
2) 桜本信一, ほか: 食道空腸吻合：経口アンビル使用時のトラブルシューティング. 消化器外科手術　起死回生の一手, メジカルビュー社, 2017, p64-9.
3) 桜本信一, ほか: 腹腔鏡下噴門側胃切除術. 北野正剛, 北川雄光編, 腹腔鏡下消化器外科手術　標準手技シリーズ1. 上部消化管. メジカルビュー社, 東京, 2015; p137-48.

Column

「脾周囲の視野展開と食道空腸吻合に思うこと」

　若手外科医にとって胃全摘術は，開腹手術・腹腔鏡下手術を問わず幽門側胃切除術の延長線上にある。若手は大網を多く切除することが根治性を高めると考えるが，腹腔鏡手術は限られたスペースで行うため，切除側の脂肪が多すぎるとかえって視野展開の妨げとなる。胃脾間膜へのアプローチでは，No.4sb周囲の大網切離を必要以上に行わないことが肝要である。

　食道空腸吻合にはサーキュラーステープラー（CS）法とリニアステープラー（LS）法がある。前者は開腹手術で一般的に行われており，後者は腹腔鏡下幽門側胃切除術（LDG）のデルタ吻合の応用編ともいえる。経口アンビルを用いたCS法は簡便であるが，術後の吻合部狭窄が危惧される。LS法は狭窄は少ないが，ステープラー挿入孔の閉鎖がやや煩雑である。このように吻合法には，それぞれ一長一短があるので，各施設で最も慣れた方法を選択するのがよい。近年，食道胃接合部癌をはじめ上部胃癌が増加傾向にある。腹腔鏡下胃全摘術は若手外科医にとって安全に執刀できるよう鍛錬すべき重要な術式と考える。

食道胃接合部癌に対する内視鏡外科手術

竹内裕也[*1]，平松良浩[*2]，神谷欣志[*1]，菊池寛利[*1]

*1 浜松医科大学医学部医学科外科学第二講座
*2 浜松医科大学医学部医学科周術期等生活機能支援学講座

> **⚠ 手術手技マスターのポイント**
> 1. 食道胃接合部癌に対して内視鏡手術を行うにあたり，個々の症例に応じた至適郭清範囲（縦隔内，腹腔内リンパ節郭清）と臓器切除範囲の想定が重要となる。
> 2. 胸腔鏡，腹腔鏡，縦隔鏡とさまざまなアプローチ法があり，正しい解剖の理解とさまざまな内視鏡外科のテクニックを身につけておかなければならない。
> 3. 再建においては，胸部食道癌手術に匹敵する高い縫合不全率が指摘されており，安全かつ確実な再建法をマスターしておく必要がある。

I 手術を始める前に

1. 手術の適応と術式選択（臨床判断）

(1) 腹腔鏡下経食道裂孔的アプローチ

- 食道胃接合部癌（西の分類）に対する手術適応を考える際には，過去の自験例の検討結果[1]より，①腫瘍中心が胃側で，食道浸潤長が3cm未満のT2以深症例，②腫瘍中心が食道側のT1症例，③腫瘍中心が胃側で，食道浸潤長が2cmを超えるT1症例等については，腹腔鏡下経食道裂孔的下縦隔リンパ節郭清，下部食道噴門側胃切除術，ダブルトラクト法による再建術を行う方針としている（図1）。

(2) 胸腔鏡下アプローチ

- 上記以外となる，①腫瘍中心が食道側に存在するT2以深症例，②腫瘍中心が胃側で，食道浸潤長が3cmを超えるT2以深症例，③術前診断で上中縦隔リンパ節転移の指摘がある症例に関しては，経胸壁操作による上中縦隔リンパ節郭清を含む胸腹2領域リンパ節郭清が必要と考えており，右胸腔鏡下胸部食道切除術，腹腔鏡下胃管作成術，高位胸腔内食道胃管吻合あるいは頸部食道胃管吻合を行う方針としている（図1）。

2. 手術時の体位と機器（腹腔鏡下食道経裂孔操作による下部食道噴門側胃切除術およびダブルトラクト法再建）(図2)

- 仰臥位にて頭側挙上位，開脚位をとる。
- これは重力を利用して腸管を尾側に移動させるためである。
- モニターは頭側1モニターとしており，3Dフレキシブル腹腔鏡を使用している。

図1 食道胃接合部癌リンパ節郭清のアルゴリズム

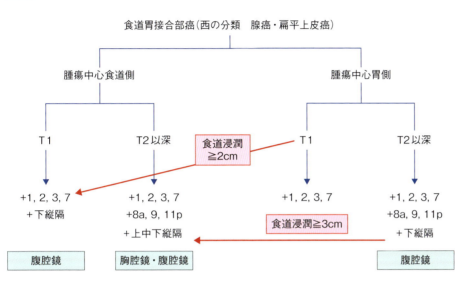

（Yura M, et al: High risk group of upper and middle mediastinal lymph node metastasis in patients with esophagogastric junction carcinoma. Ann Gastroenterol Surg 2018; 2: 419-27. より引用改変）

図2 体位

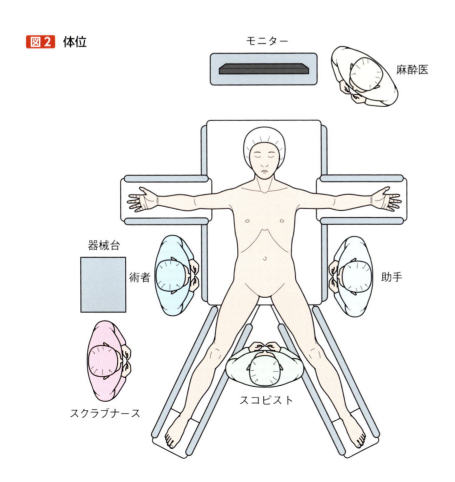

3. トロッカー挿入位置と腹壁創（図3）

- 基本的には腹腔鏡下胃切除術と同じトロッカー挿入位置とするが，通常術者は患者右側から経裂孔的下縦隔郭清を行うために患者右側のトロッカーは少し内頭側にするとよい。
- 通常臍部（あるいは上腹部正中）に4cmほどの小開腹創をおいている。肝臓の圧排には剣状突起下よりナイロン糸で肝円索を腹壁に吊り上げたうえで，約5mmの切開をおきネイサンソン鉤を留置している。ネイサンソン鉤で肝外側区域を直接圧排するのではなく，楕円形のシリコンディスクを肝下面に当て，その上からネイサンソン鉤で肝臓を圧排すると術中肝臓の虚血やうっ血が軽減できる（図4）。肝冠状間膜の切離による外側区域の授動は原則行っていない。

図3 トロッカー挿入位置

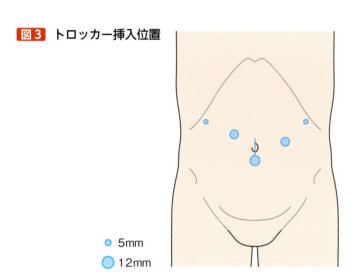

○ 5mm
○ 12mm

図4 肝臓の圧排法

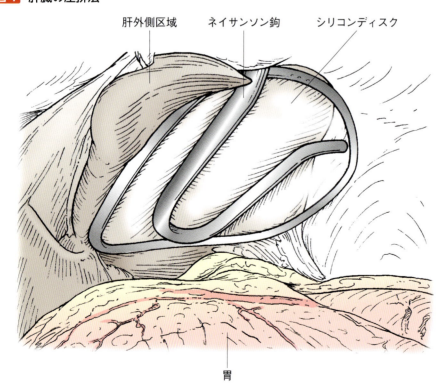

肝外側区域　ネイサンソン鉤　シリコンディスク

胃

4. 周術期のポイント

(1) 術前
- 呼吸機能評価を行い，対標準肺活量(% VC)：50%以下，対標準1秒量(% $FEV_{1.0}$)：50%以下，1秒量($FEV_{1.0}$)：1.5L未満，動脈血酸素分圧：60Torr以下の症例については胸腔鏡操作を含む経胸的アプローチの適応を慎重に検討すべきである。
- 胸腔鏡操作を含む経胸的アプローチが必要と考えられる場合は，術前処置として外来からの禁煙指導，呼吸機能訓練を積極的に行う。最低4週間の禁煙を行い，術前からネブライザー吸入による気道浄化を行う。またインセンティブ・スパイロメトリー(スーフル®，ボルダイン®)を用いた呼吸訓練を外来より指導している。
- 周術期ステロイド投与は侵襲に伴う炎症性サイトカインの過剰発現の抑制，全身性炎症反応症候群(SIRS)期間の短縮，気管内挿管の期間の短縮などの報告があり，胸腔鏡操作を含む経胸的アプローチが必要と考えられる場合は，ヒドロコルチゾンリン酸エステルナトリウム(ハイドロコートン®)を手術2日前〜術後3日目まで100mg×2/日投与している。
- 術前低栄養は合併症リスク因子の1つであり，当院では術前栄養療法を積極的に行っている。具体的には，手術5日前からラコール®200mL×2〜3pack/日を経口摂取している。

(2) 術後
- 術後の輸液管理は比較的dry sideでの管理とし，血圧収縮期血圧100mgHg以上，尿量1.0mL/kg/時を保つことを目標とし適宜膠質液(5%アルブミン製剤)を使用している。
- 血管内に水分が戻るrefillingが起きる術後2〜3日目には輸液量を少なめにし，過剰な心負荷を予防する。
- ハイリスク症例には，空腸瘻を造設し，帰室直後よりエレンタール®10mL/時投与を開始する。1日10mL/時ずつ増量する。
- 胸腔鏡操作による経胸的アプローチを行った場合は，術当日は人工呼吸器管理とし，原則術翌日に気管内チューブを抜管とする。咳嗽反射の弱い症例や呼吸機能が悪い症例などでは必要に応じて，吸痰目的にて抜管直後に輪状甲状間膜穿刺キット(ミニトラック®)を挿入している。
- 術後は，外科医師，リハビリテーション科医師，理学療法士，看護師付き添いのもと，ベッドサイド座位，立位，足踏み，歩行と段階的に早期離床を行う。術後2日目以降も医師，看護師付き添いのもと，積極的な離床，呼吸リハビリテーションを行う。

II 手術を始めよう—手術手技のインデックス！

1. 手術手順の注意点

- 胸腔鏡下アプローチによる胸部食道切除，縦隔リンパ節郭清は他項（「胸腔鏡下食道癌根治術」p.24〜42）を参照していただき，本項では腹腔鏡下経裂孔操作による下部食道噴門側胃切除術およびダブルトラクト法再建に関して述べる。
- 上部胃癌に対する腹腔鏡下噴門側胃切除術と同様の手順で，胃結腸間膜の切離→胃脾間膜の切離→膵上縁リンパ節郭清を行った後，経裂孔操作により下縦隔リンパ節郭清を行う。
- 食道を自動縫合器で切離後，小開腹創より胃を引き出し，胃を自動縫合器で切離する。病変切除後はY脚を吻合，次に食道空腸吻合，最後に空腸残胃吻合を行っている。

2. 実際の手術手順

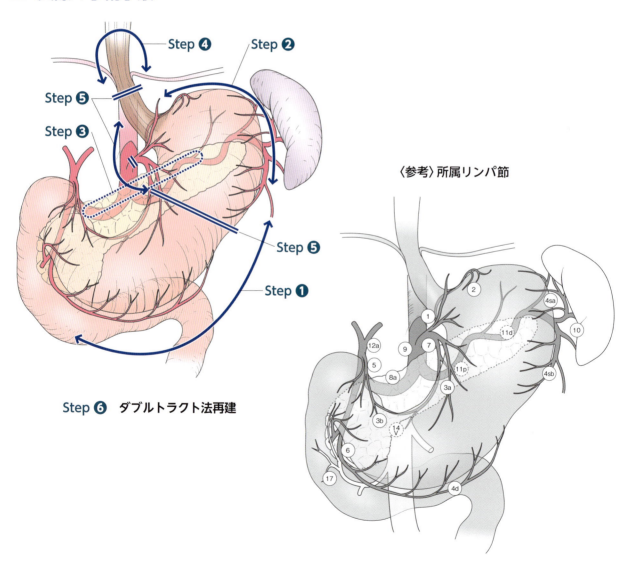

Step ❻ ダブルトラクト法再建

〈参考〉所属リンパ節

（日本胃癌学会編：胃癌取扱い規約 第15版．金原出版，東京，2017．より引用改変）

[Focus は本項にて習得したい手技（後述）]

Step ❶ 胃結腸間膜（大網）の切離 Focus 1
　　　→腹腔鏡下幽門側胃切除術（p.100）を参照

Step ❷ 胃脾間膜の切離 Focus 2
　　　→腹腔鏡下噴門側胃切除術（p.124）を参照

Step ❸ 膵上縁リンパ節郭清 Focus 3
　　　→腹腔鏡下噴門側胃切除術（p.128）を参照

Step ❹ 経裂孔的下縦隔リンパ節郭清（図A）
(p.168) Focus 4

Step ❺ 食道の切離・胃の切離 Focus 5
(p.172)

Step ❻ ダブルトラクト法再建（図B） Focus 6
(p.174)
　　　a．Y脚の吻合
　　　b．食道空腸 Overlap 吻合
　　　c．空腸残胃吻合

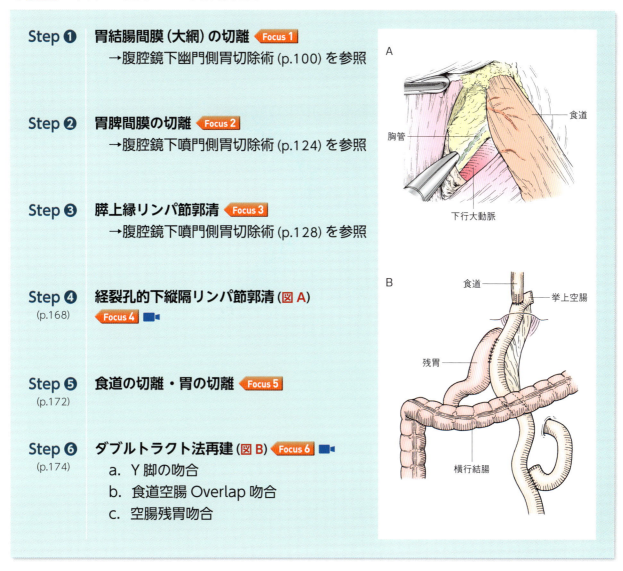

Ⅲ 手技をマスターしよう！

前述の「手術手順」の中でマスターしたい手技に着目！

Focus 1 詳しくは腹腔鏡下幽門側胃切除術（p.100）の項を参照

Focus 2〜3 詳しくは腹腔鏡下噴門側胃切除術（p.128）の項を参照

Focus 4　経裂孔的下縦隔リンパ節郭清

1. 手技のスタートとゴール
- 下行大動脈前面と心囊後面，左右の縦隔胸膜を露出することをランドマークとする（図5, 6）。

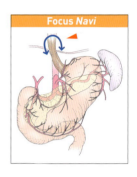

2. 手技の習得

> ● 手技の概要
> 　膵上縁，No. 1，No. 2の郭清を行った後，食道胃接合部，腹部食道の剥離授動を行う。（▶①）
>
> ● 手技習得のポイント
> (1) 横隔膜正中切開を加え，開大した食道裂孔を左右に展開すると下行大動脈前面と心囊後面，左右の縦隔胸膜に囲まれた下縦隔野が展開され，下縦隔リンパ節（No. 110，No. 111，No. 112，No. 19，No. 20）郭清を行う。郭清の頭側縁は下肺静脈の下縁とする。
> (2) 進行癌においては左右の縦隔胸膜と肺靱帯を切離して左右ともに開胸しているが，最近ではできるだけ開胸しないように郭清を行っている。

（動画時間3：10）

3. アセスメント

Q 術野展開はどのように行うのか？

▶ネイサンソン鉤とシリコンディスクを用いて肝外側区域を背側より腹側に挙上するように圧排する。左右の横隔膜脚は糸で左右に牽引し裂孔を広く展開する。術者は通常患者右側から操作するので，横隔膜脚の左腹側は一部切除するとよい。

▶心囊面の圧排には小型のスネークリトラクターを用いている（図6）。

▶食道の牽引のために腹部食道をテーピングする。

▶術者は患者右側より郭清操作を行う。

Q 郭清開始と手順は？

▶まず左右の横隔膜脚の内側縁より剥離を開始する。横隔膜右脚と食道の間にはinfracardiac bursa（心臓下包）とよばれる閉鎖腔が存在し，ここから右縦隔胸膜が視認しやすくなる。

▶次いで食道の背側より下行大動脈前面に沿って剥離を行う（図5a, b）。

図5 下縦隔リンパ節郭清（下行大動脈前面）
a：下行大動脈の露出
b：下縦隔リンパ節郭清（下行大動脈前面）後

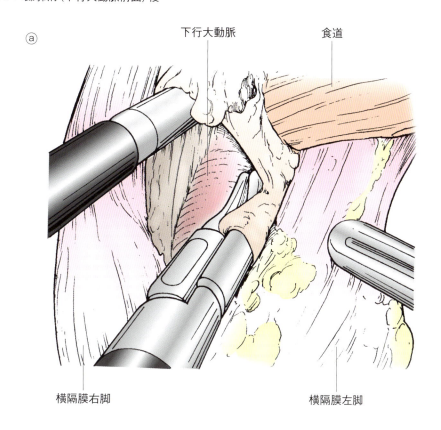
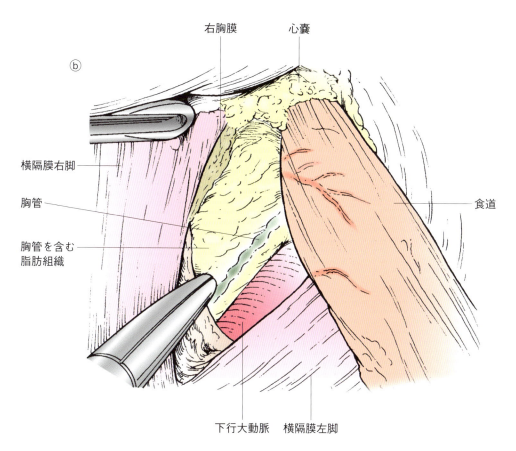

▶さらに食道の腹側では心囊沿いに剥離を進める。心囊右側の下大静脈を露出するように No.111 郭清を行う。
▶最後に左右縦隔胸膜を露出するように郭清を進めていくことで，くり抜くようなイメージの下縦隔リンパ節郭清が可能となる（図7）。

図6 下縦隔リンパ節郭清（心囊後面）

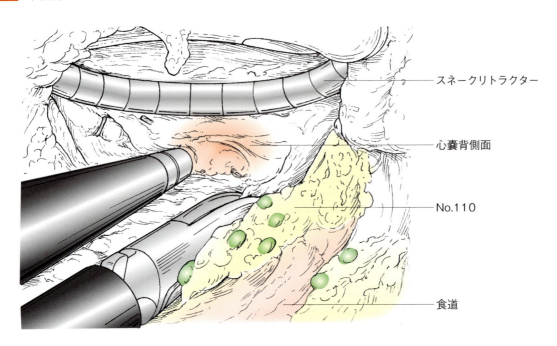

スネークリトラクター
心囊背側面
No.110
食道

図7 下縦隔リンパ節郭清（終了時）

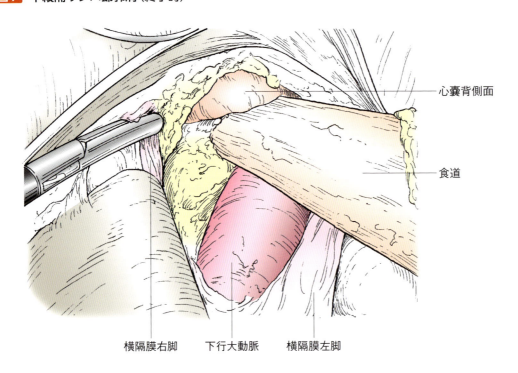

心囊背側面
食道
横隔膜右脚　下行大動脈　横隔膜左脚

Q 郭清はどこまでするのか？

▶通常は下肺静脈下縁を郭清の頭側縁とするが，中縦隔に近づくにつれて心囊の圧排により血圧が容易に低下するような症例もあるため，患者の心機能と腫瘍の主座や進行度，食道浸潤長に応じて郭清の上縁を設定する場合もある。

Q 剥離のコツとピットフォールは？

▶下行大動脈前面，心囊後壁ともに郭清すべき脂肪織との間には疎な結合組織があり，その層を鋭的，鈍的に剥離していくことで比較的容易に縦方向の郭清を進めていくことができる（図8）。心囊後壁はまずは縦方向に剥離を進め，その後に左右側に剥離を広げていくようにする。

▶下行大動脈前面では固有食道動脈を認めることがあり，これを確実に止血，切離することが必要である。

▶下行大動脈右側には胸管を含む脂肪織があり，通常郭清すべき脂肪織との間に剥離層がある。胸管を損傷しないように郭清を行う。大動脈左側はNo.112Aoであり，できる限り郭清する。

▶縦隔胸膜は郭清すべき脂肪織から剥がすように郭清すると，なるべく開胸せずに縦隔郭清を行うことができる。盲目的にエネルギーデバイスを使用すると容易に開胸してしまう。

図8 脂肪組織との間に存在する疎な結合組織

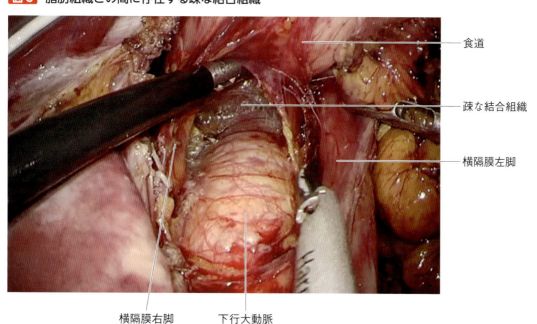

Focus 5　食道の切離・胃の切離

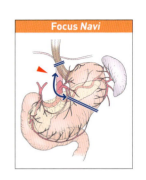
Focus Navi

1. 手技のスタートとゴール（図9）
- 食道と胃を適切な切離ラインで切除し，病変を摘出する。

2. 手技の習得

> ● **手技の概要**
> 下縦隔リンパ節郭清を終えた後に食道を自動縫合器で切離し，次いで小開腹創より胃を体外に引き出したうえで自動縫合器を用いて胃を切離，腫瘍部位を切除する。
>
> ● **手技習得のポイント**
> (1) 食道を切離する際に術中内視鏡を用いて切離ラインを決定する。食道は助手が食道をわずかに反時計回りに回転させることにより，右前壁から左後壁に向かって自動縫合器を用いて切離している。
> (2) 胃の切離は，臍部（あるいは上腹部正中の）小開腹創（径4〜5cm）より胃を体外に引き出したうえで自動縫合器を用いて行う。これで，下部食道噴門側胃切除が完了する。

3. アセスメント

Q 術野展開はどのように行うのか？

▶助手は患者左側より噴門右側，左側の胃壁あるいは脂肪織を把持して，食道を反時計回りに回転させながら尾側に牽引する。食道に付着した縦隔の脂肪織は左右迷走神経とともに食道尾側に剥離するか，食道切離前に食道から外して別取りとする。

Q 切離ラインの設定と手順は？

▶術中内視鏡を用いて術前に想定しておいた腫瘍口側の切離ラインを確認し，自動縫合器にて食道を切離する（図9a）。食道を強く牽引することにより，食道切離は食道胃接合部から約5cmまでは腹腔内で切離可能であるが，それ以上の高さとなる場合は自動縫合器の先端を縦隔内に入れて食道切離を行う。

▶次いで臍部（あるいは上腹部正中の）小開腹創より胃を体外に引き出した後に，小彎，大彎側の脂肪織を処理して，胃壁を露出する。噴門側胃切除術の要領で自動縫合器を用いて胃を切離する（図9b）。

▶可能であれば口側あるいは尾側の切除断端を術中迅速病理診断に提出し，陰性を確認する。

図9 食道の切離・胃の切離
a：食道の切離
b：胃の切離

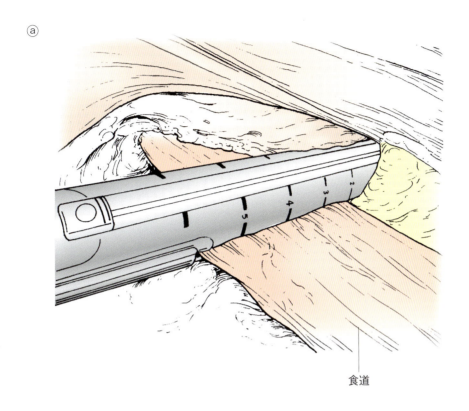

食道

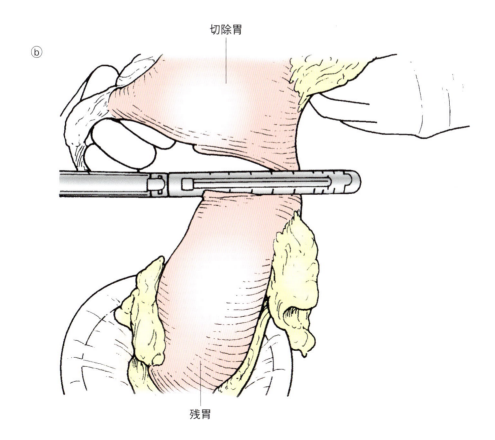

切除胃

残胃

Focus 6 ダブルトラクト法再建

a. Y脚の吻合 /b. 食道空腸 Overlap 吻合 /c. 空腸残胃吻合

1. 手技のスタートとゴール (図10)
● 安全かつ確実なダブルトラクト法再建を行う。

2. 手技の習得

> ● 手技の概要
>   Y脚吻合→食道空腸 Overlap 吻合→空腸残胃吻合の順で行う。(▶◀ ②)
> ● 手技習得のポイント
>   (1) Y脚吻合は臍部(あるいは上腹部正中の)小開腹創より体外で,あるいは腹腔鏡下に行っている。
>   (2) 食道空腸吻合は腹腔鏡下に自動縫合器を用いた Overlap 吻合を行っている。
>   (3) 空腸残胃吻合は腹腔鏡下に自動縫合器を用いた側側吻合を行っている。

(動画時間5:58)

3. アセスメント
a. Y脚の吻合
Q 吻合の手順は?
▶ 小開腹創より空腸を体外に引き出し,Treitz 靱帯より約 20cm の部位で空腸を自動縫合器で切離,腸間膜の動静脈アーケードまで切離する。
▶ 空腸切離部位と,ここから約 45cm 遠位の空腸とで,自動縫合器を用いた側側吻合を行う (図10a)。
▶ 共通孔は 3-0 あるいは 4-0 糸を用いて縫合閉鎖している。
▶ 内ヘルニア予防のため,腸間膜断端は閉じている。

b. 食道空腸 Overlap 吻合
Q 術野展開はどのように行うのか?
▶ 横隔膜脚を左右に開大させ,縦隔内から腹腔内にできるだけ食道を牽引して吻合操作を行う (図10b)。
▶ 挙上空腸は通常結腸前経路としているが,届かない場合は結腸後経路とする。
▶ さらに挙上空腸が届かないときは,犠牲腸管作成あるいは空腸動静脈を1本切離している。
▶ 術者は患者右側から吻合操作を行っている。

Q 吻合の手順は？

- 右前壁より左後壁に切離した食道断端の左端約1/3のステープラーを切除して，食道に小孔を開ける。ここから経鼻胃管の先端を約1.5cm腹腔内に出しておく。
- 挙上する空腸の切離端を埋没するように糸をかけて，この糸を術中牽引できるようにしておく。空腸端より約5cm遠位の腸間膜対側に小孔を開け，自動縫合器(Signia™, 45mm, 紫)のカートリッジを挿入する。
- カートリッジを挿入した空腸を頭側に挙上させ，経鼻胃管をガイドにしながらブレードを食道内に挿入する。
- 自動縫合器を用いて食道左壁と空腸腸間膜対側を合わせて40～45mmほど挿入してファイアする。
- 共通孔は両端を1針ずつ結紮した後，全層一層連続縫合で閉鎖する。

Q 吻合のコツとピットフォールは？

- 術後に食道は胸腔内に引き込まれるために，吻合部に過剰なテンションがかからないよう注意する。
- ブレードを食道の粘膜下層に挿入しないよう，経鼻胃管の上からブレードを押し当てるようにしながら食道内に挿入する。ファイアのときには経鼻胃管を自動縫合器で咬み込まないようにするために胃管を抜去しておく。
- ブレードやカートリッジの先端が食道や空腸を損傷しないように十分注意する。吻合操作が縦隔内であるときには先端側の観察が不良であることも多く，吻合後に腹腔鏡下，経口内視鏡下に損傷の有無を確認する。最後に経口内視鏡下に送気し，リークテストを行っている。

c. 空腸残胃吻合

Q 吻合の手順は？

- 術者は患者右側に立ち，食道空腸吻合部より10～15cmの空腸(腸間膜対側)と残胃大彎前壁に小孔を開けて，自動縫合器を用いて側側吻合を行う。
- 共通孔は食道空腸吻合と同様に手縫いで縫合閉鎖する(図10c)。
- 最後に残胃を吊り上げて横隔膜右脚あるいは切開した小網に縫合固定する(図10d)。

Q 吻合のコツとピットフォールは？

- 空腸残胃側側吻合では，吻合孔を大きくするために通常50～60mm程度自動縫合器を挿入してファイアしている。
- 残胃前壁に吻合部をおき，残胃を横隔膜右脚に縫合固定して立てるようにすることで食道空腸吻合部の緊張をとり，かつ食物が胃内に流入しやすくなるようにする。また偽His角，偽穹窿部ができることにより術後の逆流を防ぐ効果があると考えている。

図10 ダブルトラクト法再建
a：Y脚（空腸空腸）吻合
b：食道空腸 Overlap 吻合
c：空腸残胃吻合
d：再建後全体図

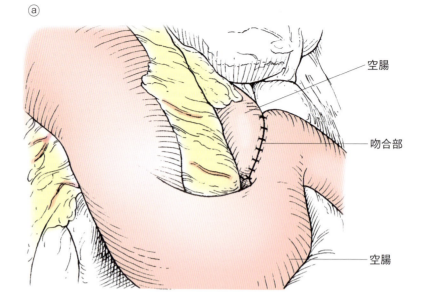

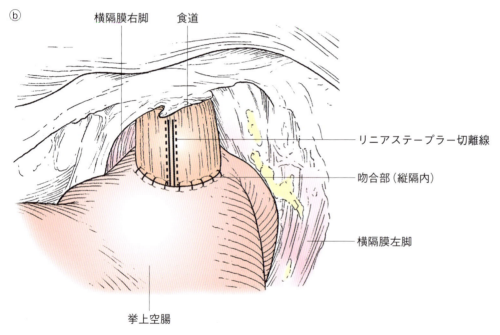

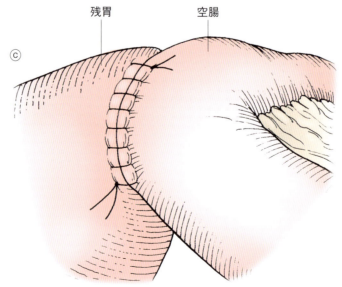

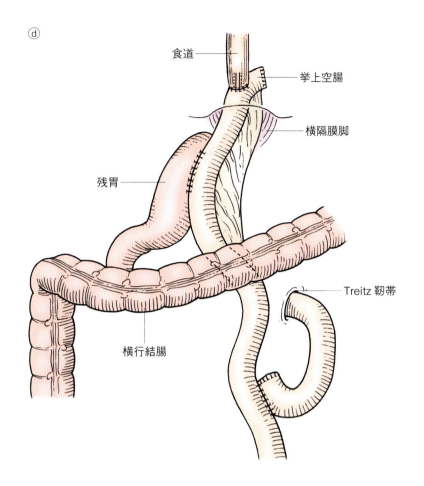

Ⅳ トラブル・シューティング！

- 食道胃接合部癌手術において，特に下縦隔リンパ節郭清時には，下行大動脈損傷，固有食道動脈からの出血，下大静脈損傷，下肺静脈損傷，気道系損傷ほか重篤な偶発症が起こりうる。このため一定の技術を有する術者による手術が望ましい。特に大血管の損傷時には緊急開胸や心臓血管外科の応援を要請することも必要となる。
- 再建術においても，ある程度の経験と技量を有する術者による施行が望ましい。縦隔内の再建は縫合不全をきたすと致命的になる可能性もあり，食道を高位で切離せざるをえず，縦隔内での食道空腸吻合の安全性が担保できない場合には，開腹手術への移行あるいは経胸壁的（開胸，胸腔鏡）アプローチに切り替えることも躊躇してはならない。

◆ 参考文献

1) Yura M, Takeuchi H, Fukuda K, et al: High risk group of upper and middle mediastinal lymph node metastasis in patients with esophagogastric junction carcinoma. Ann Gastroenterol Surg 2018; 2: 419-27.

Column

「手術がうまくなりたければ」

　私の机の引き出しの中に，大学ノートがある。レジデントだったころから，手術のたびに，術者の先生に教えられた手技のコツや術中に大切だと思った点をスケッチとともに書き溜めている。術者として独り立ちしたのちも，術中に気付いたこと，失敗したこと，うまくいったときの工夫など何でも書いた。次にその手術をするときには，必ずそのノートに目を通してから手術を行うと二度と同じミスはしない。新しい術式を初めて行った後には自分にしか読めない落書きが何ページにも続いた。読み返すとそのときの興奮が今でもよみがえってくる。

　手術がうまくなりたければカルテの手術記録とは別に自分だけのノートを作るとよい。決して他人には見せたことのないノートはいまや数十冊になり，私の宝物になっている。

索 引

和文

あ

アウターモーストレイヤー	148
圧迫止血	21, 72, 93, 134, 156
アミラーゼ値	76
胃管作成	16
胃結腸間膜	100
胃十二指腸動脈	56, 59, 148
胃上部小彎	113
胃膵間膜	105, 111, 151
胃切離	69, 172
胃全摘術	74, 136
一般血液検査	46, 47
胃脾間膜	78, 124, 140
右胃大網静脈	102, 143
――の切離	146
――の剥離	144
――の露出	146
右胃大網動静脈	56
右胃大網動脈	143
――の切離	146
――の剥離	144
――の露出	146
右胃動静脈	16, 109, 110
右胃動脈	59
――の分岐	60
うっ血	89, 164
横隔膜右脚	105
横隔膜脚前面	105
横行結腸のテイクダウン	144

か

過緊張	157
下縦隔リンパ節郭清	90
肝機能検査	47
肝臓の圧排	164
観音開き法	132
気管損傷	22
気管分岐下リンパ節	32
――の郭清	31
奇静脈弓	34
――の切離	34
吸引付きモノポーラ鉗子	136
吸収性局所止血材	21
胸管温存	29
胸鎖乳突筋	18
狭窄	47, 133
胸膜切開	28, 35, 36
挙上空腸	153, 157
――の捻れ	86
――の挟み込み	158
空腸残胃吻合	174
経胸的アプローチ	165
経口アンビル法	153
経裂孔的下縦隔リンパ節郭清	168
血管損傷	92
血栓予防	47
合成非吸収性モノフィラメント縫合糸	72
呼吸機能検査	46
固有食道動脈	20, 29, 42

さ

細径胃管	17
左胃静脈の流入パターン	63
左胃大網動静脈	122, 140
左胃大網動脈	53
左胃動脈	62, 66
左胃動静脈	111
自動吻合器	85
自動縫合器	17, 172, 174
術後肺炎	5
十二指腸切離	61, 104, 146
十二指腸授動	52
出血	20, 72, 92, 115, 134, 155
漿膜筋層フラップ	132, 133
小網開放	58
小網の開窓	126
食道癌	2, 24
食道空腸 Overlap 吻合	174
食道空腸吻合	85, 153
食道残胃吻合	132
食道切離	150, 172
食道噴門枝	150
食道裂孔開大	90
シリコンディスク	164
心機能検査	46

心臓下包	91, 168
膵圧排	116
膵上縁の郭清	62
膵上縁の挫滅	135
膵上縁リンパ節郭清	80, 129, 147
膵臓の切除	88
──部位	89
膵損傷	93, 116, 135, 156
膵・脾脱転	87
前上膵十二指腸静脈	102, 144
総肝動脈周囲神経叢	129
ソフト凝固	93, 116, 134, 156

た

大動脈弓	35
大網切除	52
大網の切離	100
大彎左群の郭清	53
脱転	151
ダブルトラクト法再建	174
短胃動静脈	124, 141
短胃動脈	78
超音波凝固切開装置	38, 135, 149
電気メス	136

な

内頸静脈	18, 20
内頸動脈	18, 20
ネイサンソン鉤	164
捻れ	157
──の防止	154
熱損傷	116, 135

は

バイポーラシザーズ	136
白線	45
反回神経	20
──損傷	23
──周囲リンパ節	2
──の神経再建	23
脾臓の被膜損傷	20, 78, 92, 134, 155
脾上極	78
脾静脈出血	115
脾損傷	134

左胃静脈の流入パターン	63
左胃大網動静脈	122, 140
左胃大網動脈	53
左胃動脈	62, 66
左胃動静脈	111
左胸膜の露出	28
左反回神経	9, 10, 35
脾動脈	53, 67, 78, 81, 92, 124, 131, 150
──周囲リンパ節郭清	150
──神経叢	130
──の分岐	82
脾門部の被膜損傷	55
腹部リンパ節郭清	17
腹腔枝の分岐形態	67
腹部食道露出	83
腹腔動脈の分岐形態	66
吻合部先端の損傷	159
噴門側胃切除術	118
縫合不全防止	154

ま

右胃大網静脈	102, 143
──の切離	146
──の剥離	144
──の露出	146
右胃大網動静脈	56
右胃大網動脈	143
──の切離	146
──の剥離	144
──の露出	146
右胃動静脈	16, 109, 110
右胃動脈	59
──の分岐	60
右反回神経	8, 36
──麻痺	10
右迷走神経	9, 37
網嚢の開放	17, 100
モノフィラメント非吸収糸	21, 22

や

幽門下動静脈	155
幽門下部	56
幽門下リンパ節	143
幽門上部	59

INDEX

幽門側胃切除術……………………………… 44, 96
輸液……………………………………………… 47
　──管理……………………………………… 165
癒合筋膜………………………………………… 151
癒着……………………………………………… 138
予防的抗菌薬投与……………………………… 47

ら

ラパロ用小ガーゼ……………………………… 105
両側頸部郭清…………………………………… 18
裂孔内リンパ節郭清…………………………… 90

欧文

ASPDV (anterior superior pancreaticoduodenal vein) …………………………………… 144
Billroth Ⅰ法 …………………………………… 70
D1＋郭清 ……………………………………… 62
D2郭清 ………………………………………… 44, 62
GDA (gastroduodenal artery) ………… 144, 148
Gerota 筋膜 …………………………… 87, 125, 151
infracardiac bursa ……………………… 91, 168
Kocherの授動術 ……………………………… 51
LGA (left gastric artery) …………………… 67
No.1の郭清 …………………………………… 113
No.3の郭清 …………………………………… 113
No.3a 郭清 …………………………………… 126
No.4sbの郭清 ………………………………… 123
No.5の郭清 ……………………………… 59, 110
No.6の郭清 …………………………… 56, 102, 143
No.8aの郭清 …………………………… 65, 108, 128
No.10の郭清 …………………………………… 80
No.11の郭清 …………………………………… 150
No.11d 郭清 …………………………………… 80, 87
No.11pの郭清 ………………………… 65, 80, 130
No.12aの郭清 ………………………………… 65
No.101Lの郭清 ………………………………… 18
No.101Rの郭清 ………………………………… 18
No.104の郭清 ………………………………… 18
No.106recLの郭清 …………………………… 10, 39
No.106recRの郭清 …………………………… 8, 36
No.106tbLの郭清 ……………………………… 10
No.107の郭清 ………………………………… 13, 31
No.109Rの郭清 ………………………………… 31
No.109RLの郭清 ……………………………… 13
No.112Aoの郭清 ……………………………… 28
RGEA (right gastro epiploic artery) …… 144, 146
RGEV (right gastro epiploic vein) ……… 144, 146
Roux-en Y法 …………………………………… 113
Roux-en Y法 (結腸後経路) ………………… 70
Roux-en Y法 (結腸前経路) ………………… 70
X 線写真………………………………………… 47
Y 脚の吻合……………………………………… 174
Z 字縫合 ……………………………………… 72

新 DS NOW
Digestive Surgery

2019年ラインアップ

Web動画付き

- ◆ 編集主幹
  - 白石 憲男　大分大学医学部総合外科・地域連携学講座 教授
- ◆ 編集委員
  - 北川 裕久　倉敷中央病院外科 部長
  - 新田 浩幸　岩手医科大学医学部外科学講座 准教授
  - 山口 茂樹　埼玉医科大学国際医療センター消化器外科 教授

- ● 年4冊刊行（2・5・8・11月）
- ● 体裁：A4判・オールカラー・並製・160頁程度
- ● 1部定価（本体10,000円＋税）
- ● 年間購読申込み受付中！
  2019年・年間購読料（本体40,000円＋税）
  ※No.1～No.4：4冊（送料弊社負担）

---

① 既刊　上部消化管癌に対する標準手術
担当編集委員　白石 憲男

- ● 開胸下食道癌根治術
- ● 胸腔鏡下食道癌根治術
- ● 開腹下幽門側胃切除術
- ● 開腹下胃全摘術
- ● 腹腔鏡下幽門側胃切除術
- ● 腹腔鏡下噴門側胃切除術
- ● 腹腔鏡下胃全摘術
- ● 食道胃接合部癌に対する内視鏡外科手術

---

② 既刊　下部消化管癌に対する標準手術
担当編集委員　山口 茂樹

- ● 腹腔鏡下結腸右半切除術
- ● 腹腔鏡下左側横行結腸・下行結腸切除術
- ● 腹腔鏡下S状結腸切除術
- ● 腹腔鏡下低位前方切除術
- ● 腹会陰式直腸切除術の会陰操作
- ● 側方リンパ節郭清

---

③ 肝癌・脾臓に対する標準手術
担当編集委員　新田 浩幸

- ● 開腹下肝部分切除術
- ● 腹腔鏡下肝部分切除術
- ● 開腹下肝外側区域切除術
- ● 腹腔鏡下肝外側区域切除術
- ● 系統的肝亜区域切除術
- ● 肝左葉切除術
- ● 肝右葉切除術

---

④ 胆道癌・膵癌に対する標準手術
担当編集委員　北川 裕久

- ● 肝門部領域胆管癌に対する右肝切除術
- ● 肝門部領域胆管癌に対する左肝切除術
- ● 遠位胆管癌に対する膵頭十二指腸切除術
- ● 胆嚢癌に対する肝切除および膵頭十二指腸切除術
- ● 膵頭部癌に対する膵頭十二指腸切除術
- ● 膵体部癌に対する膵体尾部切除術
- ● 膵尾部癌に対する遠位側膵切除術

※ご注文，お問い合わせは最寄りの医書取扱店または直接弊社営業部まで。

メジカルビュー社
〒162-0845　東京都新宿区市谷本村町2番30号
TEL.03（5228）2050　E-mail（営業部）eigyo@medicalview.co.jp
FAX.03（5228）2059　http://www.medicalview.co.jp

新DS NOW No.1
上部消化管癌に対する標準手術 ―手技習得へのナビゲート―

2019年4月1日　第1版第1刷発行

■担当編集委員	白石憲男	しらいし　のりお
■編集主幹	白石憲男	しらいし　のりお
■編集委員	北川裕久	きたがわ　ひろひさ
	新田浩幸	にった　ひろゆき
	山口茂樹	やまぐち　しげき
■発行者	三澤　岳	
■発行所	株式会社メジカルビュー社	
	〒162-0845　東京都新宿区市谷本村町2-30	
	電話　03(5228)2050(代表)	
	ホームページ　http://www.medicalview.co.jp/	
	営業部　FAX 03(5228)2059	
	E-mail　eigyo@medicalview.co.jp	
	編集部　FAX 03(5228)2062	
	E-mail　ed@medicalview.co.jp	
■印刷所	シナノ印刷株式会社	

ISBN978-4-7583-1650-7　C3347

©MEDICAL VIEW, 2019.　Printed in Japan

・本書に掲載された著作物の複写・複製・転載・翻訳・データベースへの取り込みおよび送信(送信可能化権を含む)・上映・譲渡に関する許諾権は,(株)メジカルビュー社が保有しています.

・JCOPY〈出版者著作権管理機構　委託出版物〉
本書の無断複製は著作権法上での例外を除き禁じられています.複製される場合は,そのつど事前に,出版者著作権管理機構(電話 03-5244-5088,FAX 03-5244-5089,e-mail:info@jcopy.or.jp)の許諾を得てください.

・本書をコピー,スキャン,デジタルデータ化するなどの複製を無許諾で行う行為は,著作権法上での限られた例外(「私的使用のための複製」など)を除き禁じられています.大学,病院,企業などにおいて,研究活動,診察を含み業務上使用する目的で上記の行為を行うことは私的使用には該当せず違法です.また私的使用のためであっても,代行業者等の第三者に依頼して上記の行為を行うことは違法となります.